流行る！ thriving!

翔 和 仁 誠 会 流

クリニック

開業術

翔和仁誠会理事長
髙松俊輔

中外医学社

目次

第3章　「分院展開する」
～分院展開を成功に導くためのメソッド～

プロローグ

　本書をお手に取っていただき，誠にありがとうございます．本書は，私が今から 18 年前に開業し，その後医療法人化して分院展開を行い，現在まで 16 医院のクリニックを運営してきた経験を踏まえて僭越ながら執筆した，クリニック・医療法人に特化した経営書籍である．そのため，本書は，現在開業を検討されている勤務医や，既に開業されており本院の経営を成功されたい開業医，また今後分院展開を検討されている（既にされている）医療法人の理事長の先生方を主な読者ターゲットとしている．

　私は，33 歳の時に東京大学附属病院を退職し，今から 18 年前の 2002 年 3 月に東京都多摩市永山に本院「たかまつ耳鼻咽喉科クリニック」を開業した．開業当初は，来院患者数が毎日 1 桁と低迷し，不安な日々を送ることになった．しかし，折れそうになる気持ちをなんとか奮い立たし，日々の診療業務を丁寧にこなすことを心掛けたところ，患者数も徐々に増加し，現在では 1 日 200 人以上と地域で最も患者数の多いクリニックになることができた．

　また，本院開業から 2 年半後の 2004 年 8 月に医療法人化し，大学の同級生 2 名を院長にして，分院展開を開始した．現在では，本院合わせて 16 医院を運営していることは前述の通りであるが，この裏には分院展開を行ってきた 15 年間で 3 医院を閉院するなど紆余曲折を経ている．また，閉院に至らなくても，分院長の交代を余儀なくされたり，常勤医師が突然退職してしまう等，大小合わせてさまざまな，数多くの失敗も経験した．これらは，未熟さ，幼稚さ故に失敗するリスクを考えず，様々な無謀とも思えるチャレンジをしてきた結果だ．

しかし，これらの失敗経験を重ねながらも，都度その失敗から学び，その学びを次に活かそうと努力してきたことで今日がある．また，これまでの失敗・成功経験を通じて，クリニックの開業や分院展開を成功させるための要因もおぼろげながら見出すことができるようになった．私よりも優秀な先生方には，私と同じ失敗を冒して欲しくないと考えていたところ，タイミングよく出版のお話をいただき，本書を執筆させていただくことになった．

　本書では，私の成功体験を綴る成功者本ではなく，いわゆる「しくじり先生」として，私が数々の失敗から得た教訓を紹介する内容にすることを心掛けた．そこで，読者の先生方にも私のこれまでの失敗経験を疑似体験してもらいたく，第1章・第3章では，私の開業から分院展開を行うに至る実体験を紹介している．私がどのような失敗を経験し，その失敗から何を学んで乗り越えたかをよりリアルに感じてもらえれば幸いだ．

　そして，これらの実体験に基づき，第2章では開業医適性診断という形で，私が成功する開業医に必要だと思う要素を紹介している．現在開業を検討されている勤務医の先生方は，ご自身でそもそも開業医の適性があるのかを自己分析する際に役立てて欲しい．また，開業するにしろ，分院展開をするにしろ，医療が「チームビジネス」である以上，常勤・外勤医師やスタッフ，さらには管理部の採用・育成が不可欠だ．ましてや，「医師の働き方改革」や「人材不足」が叫ばれて久しい現在では，医師・スタッフを問わず，優秀な人材の採用・育成は経営者にとって大きな経営課題となっている．そこで，第4章では医師・スタッフの採用・育成に特化し，当法人で行っている採用や人材育成のノウハウを紹介している．

　さらに，現在は少子高齢化が進むとともに，人口減少社会も到来し，医療機関を取り巻く経営環境は日々厳しさを増している．そして，私の開業当時と異なり，現在は開業すれば誰でも儲かる時代ではなく，特色のない開業医は倒産してしまう時代に突入しつつある．このような厳しい経営環

JCOPY 498-04886

境下においても勝ち続けるためには，クリニック・医療法人として「独自性」を持つことが欠かせない．そこで，第5章では，当法人が現在行っている，「高度な医療サービスの提供」と「海外展開」という2つの独自性に向けた挑戦について記載した．すなわち，本書では，開業（第1章・第2章）から分院展開（第3章），そして人材採用・育成（第4章），さらには将来にわたって「独自性」を発揮して勝ち続けるための新たな挑戦（第5章）までと，私が開業してからこれまで経験してきた全てのエッセンスを網羅したつもりだ．

　本書が，読者の先生方のクリニック開業や分院展開の成功に，少しでもお役に立てれば幸いだ．拙い文章で恐縮だが，最後までお付き合いいただきたい．

2020年8月吉日

医療法人社団翔和仁誠会 理事長

髙 松 俊 輔

第1章 | 私の開業，そして分院展開ストーリー

■ 1. 東大附属病院を退職し，いざ開業へ

　一般サラリーマン家庭に育った私は，特に医師になることを宿命づけられていた訳ではなく，漠然と「将来いつでも牛肉が食べられるようになりたい」くらいの思いで，医師という職業をイメージしていた．多感な青春時代に軽くグレかけたこともあったが，二浪後に国立山梨医科大学（現山梨大学医学部）へ進学．学生時代はボクシングと出会いプロのリングに立ったり，バックパッカーで世界中を回ったりと，勉学以外のことに打ち込んだ生活を送ってしまい，国試に落ちるという体たらく．なんとか翌年国試を合格し，東京大学耳鼻咽喉科学教室へ入局したものの，周りが全員優秀過ぎてびっくりし，自分の不勉強を恥じ，落ち込んだ．そこで，医局ローテーションで与えられた現場々々で自分なりに頑張りつつ，自分の将来や適性について真剣に考えてみた．

　自分は研究者となって教授を目指すのは向いていない，かと言って複雑な手術を芸術的にやってのける能力もなく大病院のカリスマ部長も狙えない．では，自分にあるものは何なのか？　真剣に考え，導き出した答えが，「俺にはコミュニケーションしかない」であった．

　自分の過去を振り返ってみると，大学時代にバックパッカーとして南米を縦断したり，アジアを横断したことによりコミュニケーション力が鍛えられた．当時はインターネットもない時代で，しかも英語も堪能ではな

かった私だったが，身振り手振りや表情などで言語も通じない異国の人た
ちとの交流を楽しんだ．そして，東大耳鼻咽喉科の面接ではこのコミュニ
ケーション力が大いに発揮された．東大耳鼻咽喉科は国試に一度落ちた私
にとっては狭き門であったが，面接で担当教授と話が弾み，「体育推薦
枠??」ということで例外的に採用していただいた．また，東大耳鼻咽喉科
入局後は，自分よりも優秀な同期が慣れない派遣先病院での外来に苦戦し
ている一方，私は初見の患者さんからも「ベテランの先生が来た」と評判
が立つほど外来が得意だった．そこで，この「コミュニケーション力」を
最大限に活かせる働き方を考えた時，辿り着いた答えが「開業」だった．

　人間，目的意識が明確になると前向きに頑張れるものである．正に，自
分の中で開業の方針が固まってからは，周囲の先生方から知識や技術を吸
収するよう精一杯努力し，また外来の患者さんにもこれまで以上に向き合
うようになった．

　東大附属病院で文部科学教官助手となったのが33歳の時．専門医取得
のタイミングも重なり，どうせ開業するなら早い方がベターだと思い，早
速動き出した．まずはどこで開業しようか？　初めは何もわからずコンペ
ティターがいない駅をしらみつぶしに調べた．当時はまだインターネット
で簡単に検索できるという手法ではなく，三星出版から出ていた（今もあ
るようだ）「ドクターマップ」という本を利用した．これは東京を数ブロッ
クに分けて一冊ずつにまとめてあるのだが，区ごとあるいは市ごとの地図
上に全ての病院，クリニックがプロットされており，それを見ればどこに
何の医療機関があるか一目瞭然で把握できるものだ．今からすると超アナ
ログで大変な作業であったが，当時はそれを見ながら開業場所をどこにす
るか思いを巡らすのが楽しかった．診察の合間の休憩時間や帰宅してか
ら，「この駅周辺はどうだろう？」，「この駅は耳鼻咽喉科が結構あるな」，
「耳鼻咽喉科の少ないエリアだけどやはり人口が少なそうだな」などと一喜
一憂しながら読んでいた．

JCOPY 498-04886

　そこで一つわかったことは，東京で耳鼻咽喉科のない駅はほとんどなく，あったとしてもそれは東京のはずれで，人口の極端に少ない駅であるということだった．ほとんどの駅には必ず1軒くらいは耳鼻咽喉科があるのだ．鉄道の新線が伸びて新駅ができたり，開発途中でそもそもまだ人が住んでいなかったり，という例外があるくらいである．当時私は，同じマーケットで既に「お客さん＝患者さん」を掴んでいる"大先生"に若輩の新参者がまともに挑んでも勝てると思っていなかったので，まず「空白区」を探したのである．しかし，前述の通り空白区はほとんど存在しないことがわかった．そこで次に，マーケットが大きくコンペティターも多いところが良いのか，マーケットは小さいがコンペティターも少ない，あるいは疎らなところに点在しているような所が良いのかを考え，後者のコンペティターが少ない所の方が成功する確率が高いと考えた．この考え方は後々法人化し，クリニックを増やしていく中で修正されていくのだが，その時はまだ若造であり，何よりも初めての開業であったので「絶対失敗できない」という思いが強かった．失敗する確率が低いのはコンペティターが少ない方だろう，と考えたのである．

　先ほども申し上げたように，当時はまだ東大附属病院の助手であったため，突然退職をする立場になく，開業時期は前もって決めておき職場に退職を申し出る必要があった．「はい，辞めます」というわけにはいかなかったのである．したがって，開業場所を決める前に開業時期を自分で設定した．その開業時期は平成14年3月1日とし，そこから準備期間を逆算して平成13年12月末をもって退職，さらにその半年前に辞職の申し出をすることに決めた．開業時期が決まっているにもかかわらず開業場所が決まっていないというのは，はっきり言って無鉄砲である．私も正直焦った．毎週末になると懇意の卸業者さんや妻を伴って開業場所探しのために都内を歩き回った．時にはその街の雰囲気を調べようと，駅前の居酒屋で一杯やりながら隣のお客さんに声をかけて，「この辺にあるいい耳鼻咽喉科を知っていますか？」などとリサーチすることもあった．

データで調べ，色々な所に出かけ，生の声を聞いてみても，なかなか「帯に短し，襷に長し」．周辺人口が多い（◎）が，コンペティターも多い（×）とか，コンペティターは怖いと評判の悪い先生しかいない（◎），しかし駅前に空きテナントがない（×）とか，新しい医療ビルができて大家さんも協力的で内装費も一部負担してくれる（◎），しかし道を挟んだすぐ近くに1日200人来院するカリスマ耳鼻咽喉科医がいる（×）等，全ての要素が揃った場所などなかった．優先順位を付けて，目をつぶる所は目をつぶらなければならないという現実がわかってきた．

一方で，開業時期はドンドン迫ってくる．いよいよ尻に火が付いてきたとき，ある業者さんから多摩市永山でやらないか，とお話を頂いた．紹介された物件のある京王線/小田急線の永山駅は大きな駅ではないし，その物件は駅から徒歩5〜6分の場所であったが，坂を上って行かなければならない．決して理想の場所ではなかったが，コンペティターも多くないし，いつまでも迷ってはいられない．そこで，いわば追い詰められたような感じで開業場所を決めた．かくして開業場所を決めてしまうと，あとは自分の頑張り次第だと腹が据わった．

■ 2. 波乱の開業準備

開業場所が決まり，無事に耳鼻咽喉科専門医の認定も取得した後，本格的に開業準備に取り掛かった．

まずは資金計画を立てることにした．開業をお考えの先生方もそこが一番気になるところだろう．18年前の当時と現在とでは，電子カルテや電子スコープなどの医療機器や周辺機器の価格が大きく異なるし，内装工事費や家賃もその当時はかなり安かったので，これから書く内容はあくまで平成14年当時に私が経験した数字が前提となっており，現在の開業では概ね全ての経費が上昇していることに注意して頂きたい．

JCOPY 498-04886

開業資金表

物件契約金（保証金・仲介手数料・前家賃など）	3,000,000 円
内装工事費	12,000,000 円
医療機器・レセコンなどの機材費	20,000,000 円
什器費（机，椅子，ロッカーなど）	1,000,000 円
看板製作費	2,000,000 円
医師会の入会金	3,000,000 円
スタッフの募集広告費	500,000 円
準備期間のスタッフ給与	1,000,000 円
合計	42,500,000 円

　さて，開業場所に決めた多摩市永山で紹介された物件は，家賃が坪1万円で25坪，保証金は10カ月という条件であった．これに仲介手数料1カ月，前家賃1カ月を加えた約300万円が契約金として必要であった．これはスケルトンの状態であるから，自分で内装工事を入れなければならない．この内装工事費が1,200万円．医療機器やレセコンなど診療に関係する機材の価格が2,000万円．机や椅子，ソファー，ロッカーなどの什器類で100万円．クリニックの表に掲げる看板や駅に出す看板の製作費で200万円．医師会の入会金で300万円．スタッフの募集広告で50万円．準備期間のスタッフ給与が20万円×5名で100万円．これらを合計すると4,250万円となる．

　しかも，これだけではない．さらに重要なのは運転資金だ．初めから患者さんが来るとは限らないし，各種保険機関からの診療報酬が実際に入金されるのは3カ月後であるため，最低3カ月分の運転資金は事前に準備しておかなければならない．1カ月に必要な経費をあげると，まず家賃が25万円．開業当初はスタッフ5名体制であり，月給20万円×5名＝100万円．光熱費水道代で10万円．コピー用紙など事務用消耗品で20万円．院内で使用する薬やネブライザーの薬液，注射器など卸業者に支払う医療用消耗品で20万円．ここまでで175万円．これに近隣駐車場の賃料，エントランスマットのダスキン，待合室に流すユーセン，駅看板やフリーペーパーへの広告掲載料などを加えると月額200万円を超える額となる．更に

医療機器のリース代が30万円超．
その他雑費など全て合わせるとお
よそ250万円となり，3カ月分で
は750万円となる．

運転資金表

家賃	250,000 円
スタッフ給与	1,000,000 円
光熱費水道代	100,000 円
事務用消耗品費	200,000 円
医療用消耗品費	200,000 円
駐車場賃料等	250,000 円超
医療機器リース代	300,000 円超
その他雑費	200,000 円
合計	2,500,000 円/月

このように，開業費用として前
述の4,250万円がかかり，これに
3カ月分の運転資金750万円を加
えると5,000万円となる．このよ
うに，5,000万円という金額を資金計画時に算段したが，実際の開業でも
おおよそこの金額が必要であった．

しかし，このように資金計画を立てたものの，手元には300万円の自己
資金しかない．お恥ずかしい話ではあるが，勤務医時代に1,300万円の年
収があったにもかかわらず，そのほとんどを「社会勉強」に使ってしまっ
ていた．そして，妻がOL時代の9年間にコツコツと貯めた900万円を合
わせても1,200万円，まだ約4,000万円の不足となる．そこで，まずは医
療機器の2,000万円をリースにすることにした．それでも2,000万円足り
ない．そのため不足分を銀行融資で補填しようと思い，当時の国民生活金
融公庫に融資を申し込むことにした．しっかりと髭を剃り，慣れないスー
ツにネクタイを締め，融資相談窓口へ向かった．初めてのことだったので，
なるべくお行儀よくと思ったのである．ただ内心どこかで，開業医なんか
潰れた話を聞かないし，大学病院にも勤務していたので信用もあるはず
だ．そして，国民生活金融公庫はゼロから起業する零細企業の味方なのだ
から融資は簡単に出るだろうと単純に考えていた．しかし，蓋を開けてみ
ると「1,000万円は融資しますが，あなたの1,000万円の預金残高を担保
に融資をする条件となります」という，全く予期していなかった答えが
返ってきた．しかも，「公庫としては1,000万円が限度額なので，残り
1,000万円は他行で融資の申請をして，その信用審査が通ったら公庫とし
ても融資する．他行で断られたら公庫も融資をしない」と．事業性などは

JCOPY 498-04886

全く関係なく，融資の判断基準は担保があるかどうかのみ．しかも，他行の審査が通ることが条件であった．「おい，マジかよ，国民生活って名前は何なんだ？」込み上げてくる怒りや疑問もあったが，気を取り直して現在はメガバンクとなっている銀行の融資窓口へ赴いた．ところが，そこでもなんと，「国民生活金融公庫で審査が通りましたら当行もお貸しします」と公庫と全く同じ答えが返ってきた．「おいおい，それはないだろ！」と再度憤った．自己資金1,200万円に対して公庫がその担保価値を使ってしまうと，もう一つの銀行では担保価値が200万円しか残されていないため，1,000万円の融資が下りない．すると，他行の信用審査通過という融資条件を充たせず，公庫からも融資が下りない．つまり，2,000万円の融資を得るには，同額の自己資金を用意しなければならないという与信システムになっていたのだった．

　そこで，仕方なく父親に泣きついてみた．とりあえず1,000万円貸して欲しい，すぐに返すからと．しかし父親は「すまんが，そのキャッシュはない」ということだったので，「では，自宅を担保に入れてもよいか？」と尋ねたら，「それは構わない」と許可してくれた．これで何とか融資は受けられそうだなと思い，再び銀行へ融資を申し入れた．そして，自宅不動産の担保価値についての審査が始まった．しかし，1週間後に出た答えは，住宅ローンの残高が資産価値を割っているため「担保価値はゼロ」というものだった．バブル崩壊前に多額の住宅ローンを組み，その後の地価下落によって，ローン残高が不動産価値よりも大きくなってしまった結果だった．銀行からの帰り道はまるで，「レ・ミゼラブル」のジャン・バルジャンのような重い足取りだった．

　融資を断られて絶望の淵に立たされていた時，以前から開業の相談にも乗ってくれており，当時から多店舗展開をされていた開業医の先輩に資金の相談をした．すると，「じゃ，貸してやるよ」と現金1,000万円，通称「レンガ」をドコモの紙袋に入れて渡してくれたのだ．サラリーマン家庭に育った自分は1,000万円を借りることもできなかったのに，開業医の先輩

は即断で，いとも簡単に（客観的にはそのように見えた）貸してくれたのである．「開業医ってスゴい」と痛感した瞬間でもあった．

　これで何とか自己資金として2,200万円を用意でき，銀行からも2,000万円の融資を受けることができた．なんとも薄氷を踏むような資金調達であった．

　しかも，そもそも余裕のないギリギリの資金計画であったので，全てを切り詰めなければならなかった．例えば，スタッフのロッカーや診察の椅子，待合室のソファーなどは全て中古のオフィス用品店で揃えた．また当時は，製薬会社も開院祝いに割と高価な物を贈ってくれる時代であったので，A社には掛け時計，B社には観葉植物（枯れないもの），C社にはタイムカードの打刻機などと割り振ってお願いし，経費を節減した．

　さて，耳鼻咽喉科は花粉症シーズンが1年で最も稼ぎ時であるということで，3月の開業に拘った．そして，平成14年3月に開業するためには保険機関の審査を2月初旬に通さなければならない．しかも，その審査は保健所による開設審査が前提になっているので，1月下旬に保健所の審査を通さなければならず，それまでに内装工事を完了しておかなければならない．そのため逆算して考えると，正月休みもあったので，内装工事はさらにその約1カ月前の平成13年12月初旬から着工することになった．平成13年秋に賃貸借契約締結で保証金や前家賃の支払いが発生し，内装工事代なども出ていった．諸経費，従業員の給与など最初の（3月分の）保険報酬が入ってくる平成14年5月20日前後まで資金は出ていくばかりで，収入は0なのである．さらに，先述の運転資金とは別に，工事が始まる12月から翌年2月までの空家賃と生活費を稼がなければならない．その上資金計画もギリギリの計算だったので，まさに戦艦大和が片道分の燃料だけ積んで出撃するかのような苦難の船出となった．そこで，東大病院を12月28日に退職したその足で，極寒，釧路の老人病院に年末年始の1週間，当直のアルバイトに旅立った．その時妻は長男を身ごもっており，

JCOPY 498-04886

つわりの真最中であった．新婚でしかも初産の妻を一人東京に残して行くのは後ろ髪を引かれたが，これも家族のためと自分に言い聞かせ，釧路空港に降り立った．幸い院内は暖房が効いており，ナースはじめスタッフの皆さんも大変よくしてくれたのだが，夜コンビニに買い物に出かけるとマイナス 10 度の吹雪が容赦なく頬を刺し，前途を思うと大きな不安感が込み上げてきた．この当直のアルバイトを通じて，1 晩 15 万円で 6 日間，計 90 万円を手に入れた．切り詰めていけば夫婦で 3 カ月は凌げると胸を撫で下ろした．しかし，それだけでは 5 月末までの生活費でなくなってしまう．そこで，私は 1,000 万円を貸してくれた前述の開業医の先輩に再び頭を下げた．「僕を 1 月，2 月の 2 カ月間だけ雇ってくれませんか？」と．そんな都合の良い話はないと半ば断られる覚悟で頼むと，彼は再び鷹揚な顔で「いいよ〜」と二つ返事で受け入れてくれた．まさに綱渡り．つくづく人に恵まれたと思う．

　ただ，アルバイトだけしていれば良いという時期ではない．開業準備も併行して進めなければならなかった．やるべきことは膨大にある．勤務医時代には当たり前に思えたこと，例えば，外来に看護師さんがいる，受付にクラークさんがいる，診療器具や薬品が揃っている，こんな当たり前のことを全部自分で準備しなければならないのだ．

　時系列的には少し遡るが，12 月に内装工事を行うためにはその前月にはレイアウトを決めなければならない．そこで，まずは業者さんと図面引きから始めた．私の開業の場合，開院当初の賃貸面積が 25 坪しかなかったので，限られたスペースを待合スペース，診察スペース，事務スペース，検査スペースに配分していかなければならない．しかし，これまでは備え付けられている診察ユニットでただ診察していればよく，レイアウトなど気にしたこともなかった．図面などそれまでの人生で全くの無関係であった自分にとって，スペースをどういう配分にするのか，どこに間仕切を立てるのか，皆目見当がつかなかった．しかも間仕切壁は，可動式のパーティションなどと違い，1 度決めてしまったら後で「やっぱりこれでは狭

いから」と簡単に取り外すわけにはいかない．その間仕切壁の中にケーブルを通していることもあり，改修工事の時間やコストは馬鹿にならないのだ．幸い耳鼻咽喉科の医療機器を扱っているメーカーさんが大まかな叩き台を作ってくれて，これに自分なりの意向を加え，また，内装業者さんからのアドバイスも参考に，平面図を引いてもらった．ただ，私のような素人にとって厄介だったのは，PS つまりパイプスペースと電気配線だった．例えば，器具の洗浄や汚物処理の水回りを「この辺りにしよう」と配置しても，PS 部があまりに離れていると，排水管に傾斜を取りながら通すために床上げしなければならない．すると，その分天井は低くなってしまうし，場合によってはクリニック内に段差ができてしまう．また，床上げ部分が大きいとコストもその分高くなってしまうのだ．

　電気配線についてもしかりだ．初めによくよく考えておかないと，コンセントの差込口を後から増やしたり，移動させたりすることで余計なコストがかかってしまう．

　また，注意しなければならないのが柱の位置だ．上手くレイアウトしないとデッドスペースが生じてしまい，ただでさえ 25 坪という限られた面積にもかかわらず，さらに有効面積が減ることになってしまう．

　さらに，開院後の実際の診察における人の動線，つまり患者さん，スタッフの動線をイメージして図面を引くことも大切だ．狭い院内で患者さんとスタッフ，患者さん同士，スタッフ同士がぶつかって事故につながったりしないように，人の流れがスムーズで効率的な動線を加味して設計しなければならないのである．10 数医院のクリニックを開院してきた現在になってようやく効率的で利便性の高いレイアウトをイメージできるようになったが，初めてのクリニック作りでは，「あ〜，ここにコンセントを作っておけば良かった」，「待合室の面積を削って診察室を拡げておけば良かった」，「受付と診察室の動線が悪い」など，開業後に多くの問題点が露呈することとなった．

JCOPY 498-04886

　先ほどから繰り返しているように資金計画に余裕がなかったため，物件選定における私の一番の関心事は「コストを削減する」ということだった．そして，開業前に医療系コンサルタントに「このロケーションでの開業なら来院患者数が 80 人くらいではないか」と言われていたため 25 坪というスペースで十分だと考えていたし，実際空いていたのがそのスペースだけだったので仕方のない話だった．

　そもそもクリニックの建物はワンフロアが 75 坪しかなく，開業当時，クリニックの隣には釜飯屋が既に 40 坪を占めていた．そこで，薬局を 10 坪とし，クリニック部分は残りの 25 坪と割り振った．そのため，夕方になると隣の釜飯屋から焼き鳥の臭いがダクトを伝わって漂ってきて，私も，スタッフも，患者さんも皆食欲をそそられるという，弊害というかご利益があった（笑）．ところが，開業後数年後にその釜飯屋が撤退閉店となった．そして，大家さんからその話を聞いた瞬間に拡張を申し出て，ワンフロア 75 坪を薬局 25 坪，ウチが 50 坪でシェアすることにした．後から考えると，開業時に想定来院患者数を現在のような 200 人，300 人という数字で見積もっていればよかったのだが，当時は開業資金の制限から目先の出費を削減すべく小さな物件を選んでしまい（当時はそうせざるを得なかったのだが），結果として拡張のために改装費を追加で支出することになってしまった．そこで，開業をお考えの先生方には，開業時に少し余裕をもったスペースを確保することをお勧めする．開業後は，書類や備品が増えてくるばかりか，患者さんが 50 人増えれば待合室が混み合うだけでなく，スタッフも増やさざるを得ない．そうなるとスタッフ用のロッカーも必要になるし，受付のスペースも狭くなるからだ．

　思い返せば良い思い出ではあるが，25 坪での開院当初，診察室と待合室のスペース確保を優先させることに主眼を置いたため，院長室もスタッフルームも設けず，スタッフには薬品棚の隣にスタッフ用のロッカーを置き，簡単なカーテンで目隠しをしてそこで着替えてもらい，昼食は待合室で取ってもらった．私も診察机で昼食を取り，昼休みは点滴用のベッドで

休憩した．当然個人的な電話をする時は外に出なければならなかったし，スタッフ同士の会話も診察室だと私に漏れ伝わってしまうので彼女たちも気を遣う．このような状況が続くと，お互いにストレスが溜まりやすく，疲弊もしてくる．狭い物件を選んでしまうと短期的にはコスト削減ができるが，長期的には非効率という結果を生じやすいのである．

■ 3. オープニングスタッフの採用と開設届出

　レイアウトがある程度イメージでき，クリニックの内観が出来上がってくると，次に実施したのが，一緒に戦ってくれるスタッフ探し，つまり求人活動である．これも当時インターネットで検索などという時代ではなかったので，リクルートから出ていたフロムエーに求人広告を掲載した．これがまた，求人など今まで出したことのない人間にとっては意外に面倒な作業であった．アルバイトの時給はいくらがいいのか，正社員の基本給はいくらが適正なのか，健康保険は何か，厚生年金はあるのか，交通費はいくらまで支給するのか，など担当者と膝詰めで打合せを重ねた．そして，何とか求人広告が掲載された後，内装工事中のクリニックにポツリポツリと履歴書が送られてきた．はじめは履歴書だけではどんな人かわからないため，履歴書でリジェクトすると隠れている「お宝」を逃してしまうと思い，応募者全員を一人ずつ面接した．ところが，自分自身面接をあまり受けたことがなく，ましてや自分が採用面接などやった経験がゼロだったので，最初は何を聞いていいか，何を感じ取ったらいいのか採用面接のコツがよく掴めなかった．

　履歴書に惑わされたり，1回しか行えない面接で見抜けなかったりと，採用は本当に難しい．例えば，○○大学経済学部経営学科卒業，TOEIC 700点，○○銀行○○支店で5年間勤務をしていたという女性がいた．面接でもテキパキと応対し，「なんでそんな堅くて条件の良い優良企業から，ウチみたいな給料も安くて保険も国保加入の零細企業に来たの？」と質問したところ，その大きな瞳に薄っすらと涙を浮かべて，「困っている人を助

JCOPY 498-04886

ける仕事がしたいんです．人の支えになりたいんです」などと言われ，い
ざ採用してみると，物凄く単純な薬の打ち間違いを繰り返すは，会計の計
算間違いが多いはで，「これでよく銀行員が務まっていたな」と経歴や見た
目に惑わされてしまったこともある．

　この人は素晴らしい，頭もキレそうだし，感じもいい，しかも医療事務
の経験者でスキルもありそうだと，喜び勇んで採用の通知を出したら先方
から断られる，というパターンもよくある．ここでようやく，面接はこち
らが一方的に審査しているだけでなく，向こうからも審査されているとい
うことに気付いた．

　さて，面接を重ねていって一番痛いのが，採用したいなと思う2名の応
募者がいて，迷いに迷った挙句，Aさんに内定を出し，相手も一旦は了承
してくれたのでBさんには不採用通知を出したところ，後日Aさんから辞
退され，慌ててBさんにやはり採用したい旨を伝えたところ，既に他社に
内定が決まってしまい，そちらにも断られるケースだ．まるで学生時代に
味わった合コンでの失敗を彷彿させるような，「初めからB子ちゃんにし
ておけばよかった」的な話である．

　こういった失敗や苦い経験を繰り返しながらも，徐々にコツを掴んで
いった．そして，無事に5人のスタッフを採用して，オープン当日に向け
てトレーニングを開始することになった．

　とはいえ，スタッフを揃えたとしてもそれだけではスタートできない．
3月1日の開業時には一通りのルーティンをこなせるように，彼女たちを
トレーニングしなければならないのだ．受付で保険証を預かり，問診票を
記入させつつ，カルテを作成する．患者さんを誘導し，診察の介助をし，
聴力検査など検査一式をマスターする．当時は紙カルテだったので，私が
手書きで書いた薬をスタッフがレセコンに改めて入力する．そして，最後
の会計と，ここまでの一連の流れをマスターさせるべく，スタッフ同士で

患者さん役とスタッフ役に分かれてロールプレイングを何度も繰り返した．

　今もそうであるが，その当時も看護師の採用は簡単にはいかず，私の開業当時では看護師のいない耳鼻咽喉科クリニックは珍しくなかった．そこで，当院も開業当初は看護師なしでスタートすることにした．そのため，受付事務はもちろん，診察室内での介助スタッフも，白衣を着た「看護師に見える」ただの素人だった．しかも，採用したスタッフは医療に従事した経験のない者が大半だったため，ズブの素人にイチから教える必要があった．そのため，患者さん応対の仕方，子供の押え方から，聴力検査などの検査，清潔と不潔の概念まで教えなければならず骨が折れる作業だった．それまでの勤務医時代は周囲の看護師はもちろん，コメディカルに至るまで，自分の仕事の内容を理解していることが前提という恵まれた環境にいたことを痛感した．

　実際の診療介助の指導は，私が診察をしながら指導することもできるし，自分のやりやすい方法を教えることで将来自分の診察がやりやすくなるというインセンティブもあるので，私自身も前向きに取り組むことができた．むしろ，難しかったのは医療事務の指導である．カルテを作成したり，レセコンを入力したり，会計をしたりということは，私にとっても未経験であったからだ．幸い1人，医療事務の経験を有し，人間的にもまとめ役になれるスタッフがいたため，彼女に全面的に指導を託し，開業までに全員が基本的な事務作業を行えるよう準備をした．しかし，これ以外にもやらなければならないことが山積していた．

　17年前の当時ではそれほど普及していなかったとはいえ，制作業者に依頼してホームページの作成も行った．そして，そのための打ち合わせや掲載用の写真撮影など，時間と手間，コストがかかった．少し話が逸脱するが，現在はインターネット社会である．当法人では初診の患者さんに来院のきっかけを問診票で聞いているのだが，口コミの次に多いのがインターネットでの検索によるものである．さらに，今ではスマートフォンで

の検索がより一般的になってきている．開業時からスタートダッシュをかけたいのであれば，認知度を上げる施策として，ホームページが検索で上位に表示されるように対策することは必須であろう．

　開業準備ではこれ以外にも，検査会社の選定やダスキン，ユーセンといった業者とも一つ一つアポイントを取って相見積を取り，決めていかなければいけない．しかも，これらを日銭を稼ぐための外勤アルバイトや，自院のスタッフ教育の合間を縫って行わなければならないのだが，こういった業者選定も時間がないからといっておざなりにはできない．

　例えば，検査会社に支払う検査費用だ．患者さんに対して検査を行った場合，私たちクリニックに入る報酬は厚労省が決める保険点数で決まるし，全国一律の基準で決められている．しかし，面白いことに私たちクリニックが検査会社に支払う代金は，検査会社によっても，検査項目によっても全く異なるのだ．例えば，A 社は大病院などが採用しているメジャーな会社で，ここだと耳鼻咽喉科でよく行う RAST 検査（特異的 IgE 検査）は保険点数の 80% が代金だとすると，マイナーな B 社は 60% である代わりに，あまり耳鼻咽喉科で行わない血算や血糖などの項目は反対に高額だったり，さらに C 社の場合は開院後 1 年間検査代を全てタダにするキャンペーンが付いていたり，といった具合である．

　また，足拭きマットはダスキンにお願いしたのだが，実は「ダスキン」といってもフランチャイズ方式なので，色々な「ダスキン」から 1 日に何回も営業の電話がかかってきて，「ご開業おめでとうございます．当社の製品をお使い下さい！」と勧誘される．そして，「ダスキンさん，先ほどお電話を頂きましたが」と応えると，「違うダスキンです．当社の方が更にお安くします」と言ってくる．更に，飛び込みでも「ダスキンです」と来る．またダスキンか，と半ば腹を立てかけるが，入口に奇麗なお姉さんがポツリと立っていると「あ，さっきのダスキンと契約しなきゃよかったかも」と軽く後悔してみたり，まあ彼女が日々マットの交換に来てくれる訳では

ないのだから，と自分を納得させてみたりした（笑）．

　現在では新聞購読者数が特に若い世代で減少しているので，その広告効果が以前に比べて薄れているように思うのだが，開業当時は新聞折込広告が割と一般的な媒体であった．そのため当院でも，新聞折込広告を出稿しようとその打合せを行ったのだが，1 キロ圏内の 3 大紙全部に入れようとすると費用はかなりのものとなる．そこで，例えば朝日新聞だけにしようとか，配布範囲を少し狭めようという調整が出てくる．当法人では今でも新規開業の際に新聞折込広告を出稿しているが，その費用はおおよそ 30万円くらいと小さくない投資金額である．これからは紙媒体でチラシを見るのではなく，スマートフォンで検索するという時代．開院時に広告を出稿する媒体は，ターゲットとなる患者さんの客層によって再考の余地があろう．

　さて，開業するにあたり，保健所から「診療所開設届」の許可をもらう作業が最も重要である．なぜなら，これで不合格が出てしまうと，開業が丸々 1 カ月以上遅れてしまうからだ．この届出は通常，開業する月の前々月の中旬に行われるのであるが，不思議なことに保健所により審査の厳しい所と緩い所がある．また，担当官によっては異様に（そう思える）細かい人がおり，「お前，そこになんでそこまで拘るの？」と言いたくなることも少なくない．そして，場合によっては，その指導により修正工事をしなければならないこともある．しかし，開設許可を出してもらえないと何も始まらないため，指導に対しては素直に「はい」と言うしかない．私の開業時も，診察スペースと事務スペースを完全にセパレートしなければならない，ここに壁を立てろ，と指導された．もちろんこの指導は内装工事が完了した後である．ところが，天井まで完全に壁で閉じると，今度は消防の方で吸排気ができていないと引っかかってしまうことになる．そこで，その旨を担当官に説明して，消防法に抵触しない範囲で壁を設置するということで折合いが付いた．そういう性質の仕事なのかもしれないが，保健所，消防署双方のルールを双方の担当者が全面に押し出してくる．今日ま

JCOPY 498-04886

で 16 医院以上の開業を行ってきたが，このようなお役所仕事には毎回辟易とさせられる．「この前のクリニックでは認められたのに，なんで今回は NG なのか？」とか，「○○区の開業の時は OK が出たのに，なぜ○○市ではダメなのか？」などといった具合だ．法の趣旨は自治体レベルで違うとは思えないのだが，こればかりは致し方ない．ともあれ，なんとか保健所にハンコを押してもらい，当時の社会保険事務局（現在の関東信越厚生局）で保険診療の許可も頂き，平成 14 年 3 月 1 日からの開業に漕ぎ着けた．

■ 4. いよいよ開業の日

　いよいよ開業の平成 14 年 3 月 1 日を迎えた．診察開始 1 時間前の午前 8 時に出勤して，スタッフと備品などの再チェックおよび受付から診察，そして最後の会計までの流れをスタッフ全員で再確認し，清掃も入念に行った．そして，ロールカーテンの隙間から外を見ると，入口前に 4〜5 人の列ができていた．「お〜！　既に列ができている．上々の滑り出しだ」と少し興奮しながら診察開始を待った．そして定時に診察を開始．一人一人じっくり話を聞き，相手の目を見ながらハキハキと質問に答えるのはもちろん，病状や治療法，処方薬の説明を丁寧に行った．そのため，自分の中でも今日来た患者さんのハートは掴めたという実感があった．この人たちがきっと「いい耳鼻咽喉科のクリニックができた」，「いい先生だった」と次々と口コミで宣伝してくれるだろう，とほくそ笑んだ．初日は忘れもしないが 33 人の患者さんが来てくれた．そして，「明日 50 人を超えたらスタッフはてんてこ舞いになるだろう」なとも心配した．スタッフたちは一生懸命やってくれていたが，初日の緊張もあり，レセコン入力や処方箋の発行など受付業務でミスを連発していた．そのため，これで患者さんがドッと来てしまったら，「あそこは手際が悪い」とオペレーションの問題で患者さんが離れてしまうかもしれないという不安があった．

　そんな不安を抱えながら翌日を迎えたのだが，その心配は杞憂に終わった．なんと，1 桁しか患者さんが来なかったのである．初日は，クリニッ

クのガラス面に貼った「開院予定」の貼紙や新聞折込チラシを見た人など開院を待ってくれていた方々がまとまって来たに過ぎなかったのだ．それ以降，2日目は9人，3日目は12人，4日目9人，5日目13人，更に5人以下の来院数の日もあるなど，低値安定が続く日々．3月初旬といえば，耳鼻咽喉科にとってはドル箱の花粉症最盛期で，1年で一番の稼ぎ時である．どんな評判の悪い耳鼻咽喉科でも，この時期だけは待合室は患者さんで溢れている．既に開業している先輩からは，「昨日は200人来た」，「300人を超えてしまって現場はパニックだった」などと聞いていたので，「なんでウチには来ないのか」，「完全にマーケットを読み間違えたのではないか」などと悩んだ．常々思うのだが，人間には感情があり，パフォーマンスはそれに大きく影響される．つまり，前向きな気分で取り組んでいるときには良いクオリティの診察ができ，患者さんにもそれが伝播しやすい．逆にネガティブで暗い気持ちのまま外来に入ると，診察でもそのような空気が自然と出てきてしまう．よく言う好循環，悪循環というものだ．だから，スタートダッシュは上手くいくに越したことはない．そういう理由もあり，当法人で耳鼻咽喉科を開院する場合，その開院時期は秋の10月や冬の1月が多い．10月はだんだん寒くなり，鼻喉の風邪を引く子供が増えてくる時期である．一方，1月は正月で一旦患者数は落ち着くが，今度は花粉が飛び始めるので，2～3月に向けてここも患者さんが増えてくる時期である．どちらの時期も「追い風」が吹くため，開院後の立ち上がりがすごく順調だと感じやすい．この「順調だ」という気持ちが大事である．順調だ，大丈夫だという自信や余裕が，患者さんに対しての説明や表現，身振りなどに表れ，それが患者さんに説得力を持ち，共感を呼ぶことに繋がるのだ．これに対し，私の開業は最繁忙月から始めてはいたが，4～5月と花粉が飛ばなくなり，更に7～9月の閑散期に移行するというまさに悪循環に陥りやすい「下落傾向」のスタートだったのである．

　そして，耳鼻咽喉科は花粉症シーズンが最も稼ぎ時であるということで3月開業に拘ったものの，テナントの保証金や内装工事代，従業員の給与などで自己資金はあっという間に底をつき，初めての国保，社保の報酬が

JCOPY 498-04886

支払われる 5 月には残高が 100 万円を切っていた．更に翌月に長男の出産を控えていたことから，日々の生活はオムライス，ソーセージ，アジの開きの節約メニューのローテーションで凌いだ．

　このように，患者さんの少ない状況に少々焦りながらも，開院当初はある程度覚悟していたため気を取り直して，4 月，5 月と選挙戦の候補者のごとく地道に患者さん一人一人の手を握るような思いで診察を続けた．次の待ち患者さんがいないときは，診察のことだけではなく世間話やら身の上話まで付き合い，より自分の人となりを知ってもらい，そして患者さんのバックグラウンドを炙り出そうと努力を続けた．そして，その甲斐あってか患者数も 3 月平均 1 日 30 人，4 月 40 人，5 月 50 人，6 月 60 人と順調に伸びていき，ようやく軌道に乗り始めたと思った．しかし夏場を迎えると耳鼻咽喉科疾患が一気に減少，先ほど触れた耳鼻咽喉科の閑散期，「夏枯れ」がやってきた．今でも思い出すが，酷暑の 8 月の耳鼻咽喉科閑散期には 1 日 8 人など患者数が一桁の日が続いた．そのため，毎日暇で読書三昧の日々を送った（笑）．

　その当時は「夏枯れ」がこれほど極端なものだという認識がなかったため，首の座りかけた長男を眺めながら「俺，なんかやっちゃったかな〜」と，何度も将来の不安に押し潰されそうになった．先に開業している先輩に「夏枯れ」について聞いてみると，繁忙期の半数以下になることもあると教えて頂き，同じような経験で苦しんだ話を聞いて安心したり，秋の連休を過ぎれば「神風」が吹くから心配するなと励まして頂き，不安な気持ちを何とか持ち直していった．その一方で気を付けたのが，ゴルフでいう「自分のフォームを見失わない」ことだった．患者さんが連続せずにポツリポツリと来るときはリズムが悪く，時間的な余裕はあるのにかえって診察のクオリティが下がりがちになる．そのような時は，患者数や売上などの目先にとらわれず，どのような状態でも患者さんに信頼され，好感が持たれるフォームを再確認しながら診察した．このように，「夏枯れ」という逆風の中でもしっかりとよい診察をすれば大丈夫だと踏ん張り，わずかでも

患者数を日々積み上げていっことが逆に自信にも繋がった.

　涼しい秋風が吹き始める頃，6月まで来ていたチビッ子達も徐々に戻って
てくるようになった．また，私自身も少しずつ忙しくなることでリズムを
取り戻し，患者さんとの押し引きというか，距離感みたいなものが掴める
ようになってきた．また，「夏枯れ」の時期に少ない患者さんにしっかりと
全身全霊を傾けて診察したのが奏功したのか，秋口に入ると保育園や幼稚
園のママ達の間で口コミが広がり，一挙にドバーッと患者数が増加した．
まさに「神風」が吹いたのである．ママ友の情報発信力は驚くべきものが
ある．1人の保育園児のママが当院を良いと言ってくれた翌日には，「○○
ちゃんのママからここの先生は優しいと聞きました」，「耳の処置も痛くな
いから子供が泣かなかったって評判を聞いた」，「先生は病気の状態とか
ちゃんと説明してくれる」と次々に来院する子供たちが増え，そしてその
噂が瞬く間に保育園中，幼稚園中に広がり，まるでオセロゲームのように，
昨日まで他院に行っていた子供たちが，翌日から保育園ごと，幼稚園ごと，
当院に鞍替えして押し寄せる状態が発生するのだ.

　そんなこんなで10月からは来院数が鰻登りとなり，毎日100人を超え
るようになった．そして，開院から1年を過ぎると150人を超える日も出
てきた．しかし，150人を超えると経営的には徐々に頭打ちとなってきた．
150人の日も170人の日も，売上が変わらないという現象が起こりはじめ
たのだ．しかも，その頃から外来に対して異様な苦痛を感じるようになっ
た．すなわち，ややこしい患者さんが増え，物分かりのいい患者さんの足
が遠のいていったのだ．それは正に，「悪貨は良貨を駆逐する」といった感
じだった．患者さんは1時間以上待たされると大きなストレスを感じ，ド
ロップアウトする人が出てくる．そして，そのドロップアウトしてしまっ
た患者さんこそ，実は「良質な」患者さんだったのだ．毎日忙しい生活の
中で合理的に物事を考える人であれば，待ち時間で1時間以上かけること
に意味を感じないのは当然で，だからドロップアウトしてしまう．逆に1
時間待ってでも診てもらいたい，という患者さんは話を聞いて欲しい人が

JCOPY 498-04886

多い．すると，1 人当たりの診察時間が延びてしまうのだが，そういう患者さんに限って検査や処置を嫌がったりする．このように分析してみると，1 人当たりの診療単価が減り，1 日の売上が 150 人でも 170 人でも変わらないという現象は，「待ち時間の長さ」から来ていることがわかった．そこで，良質の患者さんの取りこぼしをなくすために私が考えたのが，「2 診体制」の導入であった．

■ 5. 2 診体制の導入

確かに患者さん 1 人当たりの診察時間を減らし，話を端折れば，すなわち，診察のクオリティを下げれば多くの患者さんを診ることができる．しかし，それではせっかく確立したフォームが崩れてしまい，長い目で見れば患者さんが離れていくことになるだろう．そこで，診察のクオリティを維持しつつも，より多くの患者さんを診る方法として「2 診体制」の導入を考えたのだ．

しかし，2 診体制といってもただ 2 人の医師が並んで診ればよいという訳ではない．自分と医療に対するフィロソフィを共有し，ホスピタリティを含めた患者さん応対，診療技術，診療方針，薬の選択などが同じ方向性の医師，少し乱暴な表現をすると，今まで自分が確立してきた地域での「評判を下げることのない医師」に来てもらわなければならない．そして，同じ科であっても所属する医局によりカラーが違う傾向があると考え，まずは同じ医局の同期や後輩で気心が知れており，患者さんからの評判もいい医師に来てもらいたいと考えた．しかも，医局の同期や後輩は研修医時代に同じ釜の飯を食って苦楽を共にした，いわば戦友である．そのため，金銭的な条件だけでなく，深い絆から「今，大変だからなんとか手伝ってほしい」とお願いすれば，「助けてやるよ」と他の繋がりのない医師よりも来てもらいやすいだろう．しかし，日々の診療を行いながらのリクルーティングを行うには，効率化が欠かせなかった．医局の同期や後輩に片っ端からアプローチするのは非効率で，現実的ではない．そこで，まず取り掛

かったのは「情報収集」であった．ご存知の通り，医師は勤務先の病院により外勤に行けるかどうかが決まっている．また，公務員であれば外勤にはそもそも行けない．そのため，勧誘したい医師が今どこの病院に勤務していて，外勤ができる状況なのかどうかをネットワークを使ってリサーチした．外勤医師のリクルーティングでは，まずこの「情報戦」に勝たなければならないのだ．そして情報収集で狙いを定めた後，その医師を食事に誘い勧誘していった．こうした努力の甲斐もあり，診療的にも，人間的にも問題ない医師に外勤に来てもらうことができ，初めて導入した2診体制は私の目論見通り順調なスタートを切ることができた．

　外来診療では，1日の平均来院数が100人だとしても，毎日均一に来てくれるわけではない．例えば，土曜日や休診日の前後に患者さんが多く集まる傾向にある．また，1日を見ても時間によってばらつきがあり，午前中はそれほど患者さんが多くなくても，診察終了時間間際に集中することもある．同じ日であっても，空いている時は1診でも余裕だが，一旦火がつき始めたら待ち時間が1時間半の長蛇の列，というように来院患者数に著しいムラができるのである．そこで，2診体制も，忙しい曜日の，忙しい時間帯から徐々に導入していった．ただし，スタッフの人数は全曜日2診体制になってもよいように確保する必要があったため，最初のうちは1診時にスタッフが余るということも生じた．しかし，患者数がどんどん増えていったため，程なくほとんどの曜日，時間帯で2診体制を導入することになった．当初は，2診にしてペイできるくらい患者数が増加してくれるのか心配しながらの導入であった．しかし不思議なことに，導入して数カ月経つと，自分の診察クオリティはそのままなのに，患者数は飛躍的に伸びていった．1診時の時に1日平均130人だった患者数が，2診体制導入の3カ月後には平均170人といった具合である．これは，元々潜在的には170人のマーケットがあったが，待ち時間が長かったために気付かないうちに40人の，しかも良質な患者さんがドロップアウトしていた，ということであった．この良質な患者さんは，一般的なクオリティ以上の診療であれば，それほど強い拘りを持たないグループであり，物わかりの良い

JCOPY 498-04886

合理的な考え方を持った「手のかからない」患者さんだ．それに対し，1時間でも，2時間でも辛抱強く待ち，「この先生じゃなければ私のことをわかってくれない」というグループは，思い込みやこだわりも強く，自分の話を聞いてもらいたいという人々である．このような患者さんは当然話が長くなり，診療も一筋縄ではいかないケースが多い．少し不謹慎な話ではあるが，日本の保険診療上の報酬額は，5分診察しても30分診察しても同額である．そのため，ある程度効率よく外来を回していかないと経営的には苦しくなってしまう．もちろん私たちは医師であり，困った患者さんの話をよく聞き，その立場に寄り添い，その苦しみや悩みを理解した上で一緒に解決策を導き出すことが使命であることは重々認識している．しかし，そのような患者さんばかりが集中すると，経営的にも精神的にも疲弊してきてしまう．良い医療をするにはクリニック自体が健全に経営されていなければならない，端的に言えば儲かっていなければならないと思う．そのクリニックが経営的にギリギリであるのに，患者さんに対して献身的な医療を継続的に行えると考えるのは無理があるだろう．医者だって人間なのである．「衣食足りて礼節を知る」なのだ．

　話が少し脱線してしまったが，2診体制を導入してからは，診療についても出来るだけマニュアル化し，外勤医師が私と同質の診療を提供できるよう工夫した．同時に，私のサブで入る外勤医師には，ドロップアウトさせたくない良質な患者さんを多く担当してもらうことにした．合理的な考え方ができる良質患者さんは，診断や処置，処方が一緒であれば，待ち時間が短くなるメリットを理解して，サブの外勤医師でも十分満足してリピートしてくれると考えたからだ．一方，強い拘りを持ち何時間でも待つ，話のややこしい患者さんは今まで通り誠心誠意，私が診るようにした．すると，サブの外勤医師にとっても負担が少なく，勤務しやすくなり，院内の流れが好循環になってくるという副次効果も生まれた．

　2診体制では，医師の指定は患者さんが行えるようにした．そのため，結果として私の方が多くの患者さんを診ることにはなったものの，患者さ

んの待ち時間は格段に軽減され，来院数はあっという間に1日200人を超えるようになった．1診時と比べると外勤医師へのアルバイト代というコストが増えたものの，それ以上にこれまでドロップアウトしていった患者さんという隠れたマーケットを開拓することができた．このようにして個人開業してから3年間で，多摩地域の耳鼻咽喉科で最も多い来院患者数を誇るクリニックにまで成長することができた．これは一人ではできなかったことで，サブの外勤医師やスタッフなど，周囲の協力があって初めて成し得たことだと思う．

■ 6. 開業からの売上推移

　ここで，開業をお考えの先生方であれば，当院の開業当初からの売上の推移について関心をお持ちのことだと思うので，ここで紹介したい．前述したように，開院後まもなく閑散期に入って1桁に減少した患者数も，秋には平均100人を超え，その年の冬から翌年春には1日150人の患者さんが来院するようになった．つまり，開業から1年後の3月には，患者数が前年同月比で5倍となった．そして，その後は徐々に2診体制を導入したことにより，開院から丸2年経った平成16年3月は，1日平均200人を超えるようになった．初年度の7倍である．ただし，初年度は多くの患者さんが新患のため患者単価が高い．そのため，売上としては初年度の5倍弱であった．耳鼻咽喉科は冬から春にかけて患者さんが集中する一方，夏季には「夏枯れ」により患者さんが大きく減る．また，花粉症の時期では患者単価が安いことから，患者数の増加＝売上の増加とはならない．さらに，飛散する花粉の時期が毎年ズレたり，風邪の流行り方具合により患者数も増減する．従って，耳鼻咽喉科クリニックの成長を測る指標としては，月単位ではなく，年単位による累計にしなければ評価が難しい．開院時の売上を100としたときの当院の年毎の推移を図1にまとめた．

　御覧いただいたように，幸い当院は開業以来15年間成長を続けてきているが，特に最初の3年間の成長率が大きいことがわかる．一方，5年目

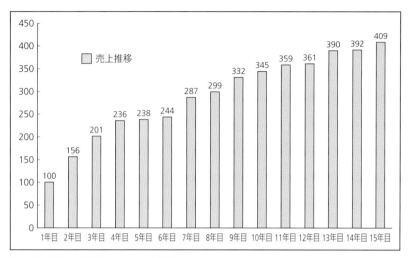

[図1] 本院の開業からの売上推移

以降は劇的な増加はなく，微増となっている．これが私のクリニック1つの経過であれば特殊なケースと思われるかもしれないが，当法人では現在耳鼻咽喉科以外も含めて16医院を運営しており，そのほとんどのクリニックが同様の成長曲線を辿っている．つまり5年目以降は余程特別な要因がなければ，大きな成長は見込めない．もっと言えば，最初の3年，いや1年で将来的な到達点がある程度決まってくるのである．しかし，考えてみればこれは単純な話である．我々開業医は地域に根差してやっているのであり，患者さんは限られた「商圏」の中に住んでいる住人なのである．大都市のターミナル駅に開業すれば次々と新規の患者さんが入れ替わり，訪れてくれるかもしれないが，一般的な開業医は限定された地域内でのパイの奪い合いという状況だ．そのため，スタートダッシュに成功し，初めに良い評判や印象を患者さんに与えることができれば，その地域内で浸透するのはそれほど時間を要しない．反対に，初めの評判が悪いとそれは逆に作用し，悪循環に陥っていくだろう．すなわち，「ちょっと不愛想にしてしまったな」，「事務的過ぎて温かみに欠けるな」と途中で気付き改心しても，初めに付いてしまったネガティブなイメージや評判を払拭し挽回する

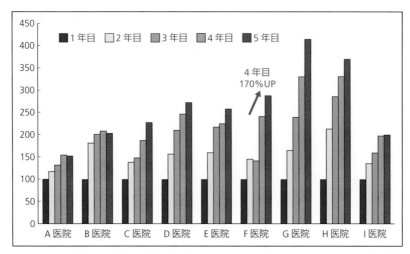

[図2] 分院の売上推移

のは何倍も大変なことなのだ．開業時に先輩から「最初の1,000人の患者さんを大切にしろ」と言われたことがあったが，この言葉も同じように最初が肝心だということなのだろう．参考までに当法人の他のクリニックの成長曲線もご覧頂こう（図2）．

　このグラフを見てもおわかりの通り，時間が経ってから急に成長することはない．しかし，Fクリニックのみ4年目に爆発的な成長を遂げている．そこで，後から伸びることもあるではないかと思われるかもしれないが，実はFクリニックは4年目に院長交代があり，これを機に大きく成長したのである．言わばF'クリニックに生まれ変わったのだ．そのため，Fクリニックについては，この院長交代の年を開業初年度とみる必要がある．なお，F'クリニックの分析は流行るクリニックになるための条件を探るポイントにもなるので，このケースについては改めて第3章で後述したいと思う．

　さて，当法人の各クリニックの成長曲線を見てもおわかりの通り，クリニックの開業はとにかく初めが肝心である．そして開院当初は患者数も少

36

JCOPY 498-04886

なく，時間も多くあるのが通常であるから，患者さん一人一人に対して誠心誠意，丁寧な診察を行うことを意識すべきだ．このように言うと，先述の「待ち時間もサービスの一環」や，「効率よく診察しろ」等の主張と相反するように思われるかもしれないが，これらはあくまでもクリニックの評判が良くなり，患者さんが溢れてきてからの話である．開院当初は患者さんの気が済むまで話を聞いてあげればいいのである．

■ 7. 法人化と初めての分院展開

さて，開業後 3 年が経つと，患者さんも定着し，来院数も順調に伸びてきた．診療体制にしても，経営面からしてもクリニックが完全に軌道に乗り始めた一方で，今後これ以上の劇的な患者数の増加も見込めず，いわゆる「安定期」に入ったという感覚を強く抱くようになった．そして，堪え性のない私は，その単調な毎日に多少なりとも「マンネリ」を感じていた．

安定自体は大変好ましいことであるし，開業を目指す医師も，こういう安定を求めて開業する部分もある．緊急オペや急変患者のオンコールから解放され，定時に上がって家族と食卓を囲む．子供たちとのコミュニケーションを多く取る．私も，そんな平凡な幸せを夢見ていた．さらに，開業当初は経営が上手くいくか不安でいっぱいであり，早く経営を安定させたいとも思っていた．しかし，人間とは強欲なものだ．開業から 3 年後，これまで憧れていた安定な状態が手に入った途端に「マンネリ」を感じてしまった．

ここからの時期で難しいのは，どのようにモチベーションを維持していくかという問題だ．先ほど述べたように，クリニックの開業はスタートダッシュが肝心で，勝負の大勢は開業当初に決まる．しかし，スタートダッシュに成功しても，このマンネリ病を罹ってしまうと，開業時からせっかく築いたアドバンテージを徐々に切り崩していくことになる．少し自慢になってしまうかもしれないが，当院はこれまで 15 年間にわたり前

年比を下回ったことがない．それでは，いかにして「マンネリ病」に打ち勝つことができたのか．私の場合は，開業2年半後に「分院展開」をしたことがその打開策となった．

　私の先輩医師の中には，クリニックを多店舗展開する方々がいた．その方々と話をしていく内に，私も次のチャレンジとして多店舗展開をしていきたいと思うようになった．そう考えるようになった矢先，たまたま大学の同級生2人から，同時期に開業の意向があると聞いた．そして，その2人の専門も耳鼻咽喉科と皮膚科・泌尿器科と別であったことから，同じグループの分院として「耳鼻咽喉科」と「皮膚科・泌尿器科」の2科で開院しようという話になった．かくして，新たなチャレンジとして考えていた分院展開が本格始動することになった．開業の候補地は，私の開業した本院と同じ京王線路線で，約20分離れた国領駅に決めた．周辺人口と，コンペティターとなるクリニックを調べ，「ここならイケる」と思ったのである．

　ここで皆さんは，本院開業の2年半後に，どのようにして分院，しかも2店舗を同時に開院する資金を調達したのかについて関心をお持ちだろう．実は，開業後も従来から住んでいた安い賃貸マンションに親子3人肩を寄せ合うように住み続け，そして週6日の勤務だったことから都心に飲みに行くこともせず，これまた開業以前から所持していた中古車に乗り続け，いずれはマイホームの頭金にしようと思って貯めた虎の子の5,000万円があったのだ．これを分院開設のための保証金や内装工事代に充てた．もちろん医療機器類は全てリース．そして運転資金は本院の利益分を回していくという自転車操業を決行し，覚束ない状態で開院にこぎつけたのである．今振り返ると「無茶をしたな」と思う無謀な経営計画であったが，おかげで個人開業の時とは違い，無借金でオープンの目途をつけることができた．

　さて，開業の候補地が決まってからは，開業する物件探しに取り掛かった．そして，本院が開業当初苦戦したのは開業場所が「駅前ではない」こ

JCOPY 498-04886

とが原因であったと反省していた私は，今回の開業場所として「駅前徒歩1分以内」の物件を選ぶことに拘った．すると，条件に適う好立地の建設予定地の話が持ち上がった．そこで，早速オーナーさんと直接交渉すると幸いにして物件の用途を診療所に変更してもらうことに同意してもらえ，建物の完成を待った．ところが，誤算は付き物である．私たちが入居予定の建物が完成する直前に，近隣に別の皮膚科クリニックが開業してしまったのである．そして，2つの皮膚科クリニックがほぼ同時期のオープンとなってしまったことで，私たちの皮膚科・泌尿器科クリニックも開業後1年は伸び悩み苦戦した．しかしその後は，皮膚科も院長の頑張りにより順調に来院数が伸びてきて，事なきを得た．それにしても，この誤算は今でこそ笑って話せるエピソードだが，当時はそのタイミングの悪さによりハラハラドキドキの毎日だった．一方，併設した耳鼻咽喉科は割とすんなり軌道に乗り，順調に来院数を伸ばした．ここで私は，多店舗展開のメリットを大きく感じた．どんなに好立地，好条件で開業できたとしても，自分では抗し得ない原因で立ち上がりが悪くなる場合もある．これは経営者として織り込んでおく必要がある．一方，他のグループクリニックで収支の帳尻を合わせれば，法人全体として新規クリニックの立ち上がりを支えることができ，院長も目先の数字にとらわれて無理な診療，強引な診療をすることなく患者さんと向き合える．そして，その無理のない診療が患者さんに安心感を与え，信頼に繋がる．さらに，経営的にも軌道に乗り，好循環が生まれるというものだ．

　皮膚科の院長も当時，売上が伸びないことを気にしていたが，「チームで支えるから大丈夫．先生は焦らず診察に集中してくれ」と励ましたものである．その思いに応えてくれた院長は，目先の数字よりも，患者さんとしっかり向き合って話を聞き，満足度の高い診療を提供するという基本的な「フォーム」を崩さなかった．そして，その積み重ねにより，結局患者さんは当院の方に流れてくるようになった．

　自分はラッキーだったと思う．最初の分院展開においてパートナーと

なった医師たちが，単なる「ビジネスパートナー」ではなく，青春時代を共に過ごした，いわば「血の通った友」だったからだ．彼らは元々臨床能力が高く，人格に優れ，コミュニケーション能力にも富む人間ではあったが，その能力をクリニックや法人のために発揮してくれたのは，絆の深さや「こいつのために頑張ろう」という義理もあったと思う．2医院の分院が軌道に乗ったのも，こういう意識の高さにより，院長たちが元々持っていた能力に高い係数が加算された結果であったと思う．かくして法人3医院，完全に軌道に乗ったのである．

　初めての分院2医院が軌道に乗ってからは，以下の図の通り，京王線沿線を中心にその後も耳鼻咽喉科多摩センタークリニック（多摩市），あおぞら耳鼻咽喉科・あすなろクリニック（府中市），調布駅前クリニック耳鼻咽喉科（調布市）と耳鼻咽喉科，内科・小児科クリニックを開院していった．さらに，管理部門機能が整ってからは，豊洲，武蔵小杉，押上，巣鴨，立川と他沿線にも進出．現在（2020年8月時点），耳鼻咽喉科サージセンター1医院と耳鼻咽喉科，内科，小児科，皮膚科・泌尿器科クリニックを15医院の合計16医院を展開し，グループ従業員も常勤医師22名，外勤医師71名，看護師・スタッフ176名と大所帯になっている．しかし，ここに至る分院展開の道は決して平坦なものではなく，大小合わせて多くの失敗を繰り返してきた．これら数々の失敗については，第3章で詳細に述べることとする．

JCOPY 498-04886

翔和仁誠会グループクリニック沿革

- 平成14年　3月　　たかまつ耳鼻咽喉科クリニック 開院
- 平成16年　8月　　医療法人社団 翔和仁誠会 設立

- 平成16年 11月　　国領駅前耳鼻科
　　　　　　　　　　国領駅前クリニック 開院
- 平成22年　5月　　耳鼻咽喉科多摩センタークリニック 開院
　　　　　　　9月　　あおぞら耳鼻咽喉科 開院
- 平成23年 11月　　あすなろクリニック 開院
- 平成24年　5月　　調布駅前クリニック耳鼻咽喉科 開院
- 平成26年　5月　　豊洲ベイシティクリニック耳鼻咽喉科 開院
　　　　　　　9月　　こすぎ耳鼻咽喉科クリニック 開院
　　　　　　 11月　　おしあげ耳鼻咽喉科 開院
- 平成27年　1月　　すがも駅前耳鼻咽喉科クリニック 開院
- 平成27年　4月　　ひまわり小児科 開院
- 平成29年 10月　　立川南口耳鼻咽喉科 開院

- 令和元年 11月　　東京みみ・はな・のどサージクリニック 開院
- 令和 2年　2月　　そよかぜ内科 開院
- 令和 2年　8月　　小金井わかば耳鼻咽喉科 開院

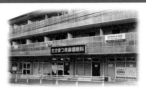
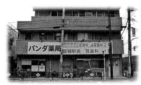
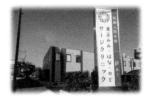

第2章 「開業する」
～あなたは開業医に向いている？　開業医適性診断～

　前章では，私が33歳で東大附属病院を退職してから，本院「たかまつ耳鼻咽喉科クリニック」を開院し，紆余曲折を経ながらも何とか軌道に乗せるまでの実例をご紹介した．多くの読者の先生方は，私と違い（もしくは私を反面教師にして），周到に準備をされた上で開業をされることだろうと期待している．

　しかし，少子高齢化や人口減少により医療経営を取り巻く環境が日に日に厳しさを増しているご時世である．いくらリスクヘッジをして，準備周到に開業しても，残念ながら開業医の誰もがクリニックを軌道に乗せることができる時代は終わってしまった．そこで，本章では，私のこれまでの開業・分院展開の経験と，開業した周囲の知人医師を見てきた経験から，まずは読者の先生方が開業医に向いているかどうかを改めて自己診断していただきたく，開業医適性診断を行っていただきたいと思う（表1）．

［表1］開業医適性診断シート

Q1　あなたは女性にモテる（好かれる）か？
① モテる
② どちらかというとモテる
③ モテない
④ 嫌われている
⑤ 超モテる

Q2　配偶者や友人の話を素直に聴けるか？
① 聴ける
② どちらかというと聴ける
③ どちらとも言えない
④ どちらかというと聴けない
⑤ 聴けない

Q3　友人から「トークにキレがある」と言われるか？　声が大きいか？
① キレがあるし，声も大きい
② キレはないが，声が大きい
③ どちらとも言えない
④ キレがあるが，声は小さい
⑤ キレもないし，声も小さい

Q4　他人に対して気配り，心配りができるか？
① できる
② どちらかというとできる
③ どちらとも言えない
④ どちらかというとできない
⑤ できない

Q5　結婚しているか（結婚したことがあるか）？　子供がいるか？
① 結婚しており，子供もいる
② 複数回結婚したことがあり，現在も結婚している
③ 結婚しているが，子供がいない
④ 複数回結婚したことがあるが，現在は結婚していない
⑤ 一度も結婚したことがない

Q6　開業時（開業当時）の年齢は？
① 30代
② 40代前半
③ 40代後半
④ 50代前半
⑤ 50代後半以上

Q7　堪え性があるか？
① ある
② どちらかといえばある
③ どちらとも言えない
④ どちらかというとない
⑤ ない

Q8　拘りが強い性格か？
① あまり拘りがない
② どちらかといえば拘りがない
③ どちらとも言えない
④ どちらかというと拘りが強い
⑤ 拘りが強い

Q9　せっかちな性格か？
① せっかちである
② どちらかといえばせっかちである
③ どちらとも言えない
④ どちらかというとせっかちではない
⑤ せっかちでなく，行動に時間がかかる

Q10　メンタルは打たれ強い方か？
① 強い
② どちらかといえば強い方である
③ どちらとも言えない
④ どちらかというと弱い方である
⑤ 弱い

（次頁につづく）

JCOPY 498-04886

[表1]（つづき）

Q11　風邪をひく頻度は？
① 滅多にひかない
② あまりひかない
③ たまにひく
④ どちらかというとひきやすい
⑤ 頻繁にひく

Q12　旧帝大，慶応大の卒業か？ 親が開業医か？ 直近の職位が大学の講師以上，大病院の部長職以上か？
① いずれにも当てはまらない
② いずれか 1 つに当てはまる
③ 2 つ以上に当てはまる

Q13　子供の頃に友人が周りに集まるタイプであったか？
① いつも集まっていた
② 友人数は多くはないが，集まるタイプだった
③ どちらとも言えない
④ 友人は少なかった
⑤ 友人は少なく，仲間外れになっていた

Q14　投資や資産運用が好きか？
① 好きではない
② どちらかといえば好きではない
③ どちらとも言えない
④ どちらかというと好きである
⑤ 好きである

Q15　自分にコンプレックスはあるか？
① コンプレックスがある
② どちらとも言えない
③ コンプレックスはない

Q16　自分は小心者だと思うか？
① 思う
② やや思う
③ どちらとも言えない
④ どちらかといえば思わない
⑤ 思わない

[表2] 表 1 の回答欄

	Q1	Q2	Q3	Q4	Q5	Q6	Q7	Q8	Q9	Q10	Q11	Q12	Q13	Q14	Q15	Q16	合計
回答																	
配点																	

[表3] 設問に対する点数と診断

点数	診断結果
15 点以上	開業医の適性あり． どのようなマーケットでも成功する可能性がある．
10〜14 点	開業医の適性としては標準的． 開業するなら，良いマーケットを選ぶことが重要．医療グループの分院長を検討するのもよい．
9 点以下	開業医の適性低い． 開業よりも，大病院の勤務医や大学の研究職の方が力を発揮できる可能性大．

[表 4] 配点表

	Q1	Q2	Q3	Q4	Q5	Q6	Q7	Q8	Q9	Q10	Q11	Q12	Q13	Q14	Q15	Q16
回答 ①	+2	+2	+2	+2	+2	+2	+2	+2	+2	+2	+2	+1	+2	+2	+1	+2
回答 ②	+1	+1	+1	+1	+1	+1	+1	+1	+1	+1	+1	0	+1	+1	0	+1
回答 ③	0	0	0	0	0	0	0	0	0	0	0	−1	0	0	−1	0
回答 ④	−1	−1	−1	−1	−1	−1	−1	−1	−1	−1	−1		−1	−1		−1
回答 ⑤	−2	−2	−2	−2	−2	−2	−2	−2	−2	−2	−2		−2	−2		−2

　採点の結果はいかがだったろうか．設問の中には「これって開業医の適性と関係あるのか？」と疑問に思われるものもあったと思うが，各設問にはそれぞれ，私が開業医に必要だと思う要素が含まれている．各設問の要素については本章で詳しく解説していく．

　ここではまず，採点した点数と，開業医としての適性度について説明したい．点数と適性度の相関関係は以下の通りだ．もちろん，開業医適性診断の結果はあくまでも目安である．開業医の適性がある医師も，マーケットが極端に小さかったり，近隣に強力なコンペティター（あなたよりも開業医適性のある院長が開いた同科のクリニックなど）がある場合には当然開業が成功しないリスクがある．反対に，開業医の適性は標準的であっても，選択したマーケットが良い場合には成功する可能性はぐっと高くなるのだ．それでは，各設問に含まれている開業医に必要だと思われる要素を一つ一つ見ていこう．

JCOPY 498-04886

Q1 あなたは女性にモテる（好かれる）か？

① モテる（＋2）

② どちらかというとモテる（＋1）

③ モテない（0）

④ 嫌われている（−1）

⑤ 超モテる（−2）

最初から「この質問はなんだ？」と感じた方も多いかもしれない．確かに表現は少し乱暴であるが，人間だって動物である．本能的，生理的に好きか，嫌いかを瞬時に感じてしまう．好き・嫌いとは大げさかもしれないが，相性が合う・合わないかぐらいは無意識に嗅ぎ分けてしまう．

例えば，百貨店や専門店で洋服を選んでいるときに，数名いる店員さんの中で誰に声をかけるかという場面を思い浮かべて欲しい．この時，「話しかけやすい」，「センスが良さそう」，「カッコいい」，「キレイ」等，店員さんの雰囲気で選ぶことが多いだろう．そして，自分が選んだ雰囲気のよい店員さんと話をしているうちに相性が合い，シャツだけ買いに来たのに，ついついジャケットまで買ってしまったという経験はないだろうか．反対に，なんとなく声をかけて来て欲しくないなと感じた店員さんから声をかけられると，「大丈夫です」，「見ているだけです」とよそよそしく言ってしまうこともある．極端な言い方をすれば，雰囲気や相性といった「感性」が購買意欲に直結することが多々あるのだ．これはお寿司屋さんでも同じである．お客は対面している板前さんが直接素手で握ってくれた寿司を自分の口に入れるのだから，やはり清潔感や，板前さん特有の凛とした立ち姿を持っている板前さんに握ってもらいたいと思うはずだ．こういった感性は，ネタやシャリといった本来一番大切であるはずの「実質（クオリティ）」とは違う，「プラスアルファ」の部分ではあるものの，逆にお寿司の味や満足度を高める重要な要素にもなっている．何事もクオリティが基本であることに間違いはないが，実際はプラスアルファな部分との掛け算でバリュー（価値）が決まるのである．

現実として，日々200人という数の患者さんを診ていると，正直「うわ，この人変わっているな」，「この人とは合わないな」と思う患者さんに多々遭遇する．日々病気に病んでいる人を相手に仕事をしている私たち医師は，一般社会の中でも変わっている人に応対することに慣れているはずだが，それでも日々驚かされたり，時には嫌悪感を抱いたりするのである．それを考えれば，一般の患者さんが私たち医師に対して，「この先生，変わっているな」，「相性が合わないな」と直感で好き・嫌いを感じてしまうのは当然だ．だからこそ，男女問わず，モテる要素がたくさんある人，世間一般的に言われているイケメンや美人な医師はスタート時点で優位なのである．

　設問では「モテる」という言葉を使ったが，これは何も異性からチヤホヤされることを指しているわけではない．また，カッコいい，美人だ，誠実だ，優しい，明るい，面白い，清潔感がある等，そもそも「モテる」要素も様々だ．逆の立場に立てば容易に理解できるだろう．あなたが患者さんだとすると，加齢臭のする，清潔感のない太った医師に生活習慣病を診てもらいたいと思うだろうか．こう考えてみると，優しいイケメン・美人な医師が患者さんから第一印象で選ばれることに異存はないのではないか．

　そして開業医にとっては，男女を問わず，特に「女性」を味方に付けることが特に重要だ．これは余談だが，私の知り合いの医療法人の理事長は，スカウトしたい医師をキャバクラに連れて行くようにしているらしい．これはただ単にその医師を喜ばせるためではなく，初対面の女性相手にどのように振舞うか，ホステスさんを明るく楽しい気持ちにさせることができるかを見ることができるからだそうだ．また，現在日本を代表する某大手航空会社で活躍する私の高校時代からの友人は，新入社員の採用にあたり，基本的に女性から人気のありそうな人を採用する，と言っていた．もちろん採用基準には書いていないし，結果論でもあるのだが，学歴やスキル，資格が同じでも，営業に出すと明らかにルックスの良い方が高い成果を出してくるというのだ．第一印象の大切さは全ての業界で共通して必要

JCOPY 498-04886

とされる要素で，患者さんの前に立つ開業医もしかりである．

　では，なぜ流行る開業のために女性を味方に付ける力が必要なのか．それは，女性はとても感性の鋭い厳しい「消費者」であり，更に，彼女たちには「口コミ」という強力な発信力があるからだ．1人の女性患者の信頼を得ることは，男性患者のそれよりも3倍大変だが，味方にすれば10人以上の新しい患者さんを連れてきてくれる．しかも，現代ではSNSなどを使って口コミが瞬時に拡散されるご時世だ．例えば，前章で述べたように，「A院の先生，感じが良かったよ」，「A院は先生が優しくてイケメンだよ」，「A院の先生，私たちの気持ちをよくわかってくれる」などと子供を保育園/幼稚園に通わせているママたちの間でひとたび評判になると，今までB院に通うのが当たり前だったにもかかわらず，翌週から同じ保育園/幼稚園のママさんたちが全員丸ごとA院に鞍替えするということが当たり前のように起きるのだ．特に現在は，このような女性消費者の発信力がどんどん高まっていると自覚しなければならない．

　さらに言うと，クリニックは看護師やコメディカルなど，女性が圧倒的に多い職場だ．開業すると彼女たちをまとめ上げ，患者さんやクリニックのために献身的に働いてもらわなければならない．従ってあなたが男性であっても女性であっても，「女性」からの人気は院長として不可欠なのだ．なお，選択肢の ⑤「超モテる」は−2点としている．これは半分冗談ではあるが，モテてきたことで態度が尊大にならないための戒めとして考えてもらいたい．

＜設問1のまとめ＞
　男性・女性問わず，「女性にモテる」開業医が成功する

　まず，開業医は医師である以上，基本的に「謙虚」でなければならない．あなたが患者さんなら，話を聴いて欲しくて来院したのであるから，こちらの話を遮って自分の話をしたがる医師に診てもらいたいと思うだろうか．もちろん，何を話したいのかわからない，まとまりのない話をする患者さんを時に鬱陶しく思うこともあるだろう．しかし，それを整理して，治療の方針を示すのが医師という専門職であり，プライマリーケアである開業医の役割だ．そこにこそフィーが発生する，と思えば受け止めることができるだろう．

　しかも開業するとわかるのだが，患者さんは最大で，最高の「教科書」であり，貴重なデータでもある．大病院にいるときは，レアな疾患や難治な病気などを多く診ることができる一方，プライマリーなケースは少ない傾向にある．反対に，診る患者さんの絶対数は，圧倒的に開業医の方が多い．開業医はこれらの貴重なデータに直接触れることができる立場にあるのだから，素直に吸収すればよいのだ．さらに，患者さんの話に素直に耳を傾けることで，教科書には載っていなかった疾病の本質が垣間見えることがある．大病院では毎日外来をすることもなく，せいぜい週1～3日程度である．また，大学の医局ローテーションであれば，1～3年で異動するため，プライマリーの疾患に関していえば教科書やガイドラインを通して学んだ診療で十分クリアできることが多い．しかし，開業医の場合，同じ患者さんを一人で長い期間診なければならない．大病院時代はセオリーに沿った画一的な治療で対応できていた疾患が，実は個々のケースによって治療効果や治療成績が異なるということを体感することが多いのだ．その

ため，私たち開業医は，個々の患者さんごとにカスタマイズしたオーダーメイドの診療をしなければならないし，それができるのも開業医の強みである．ゆえに頑固で頭が固く，人の話を素直に聴けない医師は開業医に向いていないのである．開業医には，ガイドラインを理解し遵守しつつ，さらに柔軟さを併せ持つことが求められるのだ．

　これは，開業医として「経営者」になってからもしかりである．どんなに医師としてキャリアを積んでいても，開業時は経営者としては素人なのである．ところが，MRや卸業者，そして"お客さん"である患者さんからも，初めから「先生」として扱われる．医師であることはもちろん，開業するからには，その専門分野においては一定以上の知識や技術があり，研鑽も積んできたであろう．しかし，経営者としては一般人以下だ．なぜなら私たち医師は，会社員が新入社員から経験させられるビジネスの常識やスキル（営業，経理，総務，企画など），そしてマネジメントに関するトレーニングを全く受けていないからだ．サラリーマンだった人が独立して起業する場合，そのサラリーマン時代に課長や部長といった役職に就き，部下をマネジメントするトレーニングや経験を積んできたというケースが多い．それに引き換え，私たちの開業は，いわば「平社員」が起業するようなものである．しかも，開業前に経営セミナーに通ったり，経営本を読んだりする時間はなかなか取れないだろうし，仮に本だけ読んで知識を詰め込んでも実感を伴うことは少ない．したがって，経営の勉強は開業しながら学ぶことになってしまう．そこで大切なのが，他人の話を素直に聴くということである．謙虚になり，どこからでも吸収しようとする姿勢をもって臨むことが一番効率的だ．ヒントは成功した先輩，異業種の経営者のみならず，患者さんやスタッフからも沢山得られる．にもかかわらず，他人の話を凝り固まった考えで素直に聴くことが出来ない人は，有益な情報や最新の技術がアップデートされにくく，開業医として取り残されてしまう．なお，ここまで一般的に使用される「聞く」という漢字ではなく，敢えて「聴く」という漢字を使ってきた．これは，単に耳に入ってくるというニュアンスの「聞く」ではなく，相手にしっかりと耳を傾け，理解し

ようと努める「聴く」を実践していただきたいという思いからである．

　さて話を戻すが，開業医になると自分が全ての診療を行い，従業員の管理をし，雑務も行うため，拘束時間が自然と長くなる．開業医はとにかく時間がないのだ．他人が知っているより良い方法，新しい情報，医学以外の幅広い知識を効率よく吸収し，それを自院で速攻「パクる」ことが重要である．目上の人間の話だけでなく，後輩や友人，従業員の話もどんどん吸収して自分のものにしていく．しかもこれを実践していくと，相手も素直に話を聴いてもらえることに気持ちをよくし，更に有益な知識を提供してくれるという良い循環が生まれる．これらの情報は全て自分の財産になるのだ．

　医師はプライドが高く，拘りが強い人が多いが，開業医にとってはそのプライドが邪魔以外の何物でもない．何でも吸収できる素直な耳を持とう．

＜設問２のまとめ＞
　「聴く」を実践し，自分のものになるまで TTP（徹底的にパクる）

Q３　友人から「トークにキレがある」と言われるか？　声が大きいか？
　　① キレがあるし，声も大きい（＋２）
　　② キレはないが，声が大きい（＋１）
　　③ どちらとも言えない（0）
　　④ キレがあるが，声は小さい（－１）
　　⑤ キレもないし，声も小さい（－２）

　Q２で人の話を素直に聴けるかどうかに関して述べたが，これは言い換えると「インプット」する能力と言える．これに対して，本問は逆に「アウトプット」する能力があるかどうかを問う設問である．どんなに多くの知識や経験があっても，それをアウトプットすることができなければ患者さんには伝わらない．反対に，ダラダラとまとまりなく話してしまうと，

JCOPY 498-04886

時間がかかるばかりか，論点がぼやけるので，患者さんに本当に伝えたいことが伝わらないという結果になる．そもそも，診察において，本当に重要なことというのは 2〜3 つ程度しかないはずだ．そして，患者さんは医療に関しては素人なので，話にメリハリがなく，一度に 10 個の指示を出しても，患者さんが自ら優先順位を付けることは当然できない．その結果，いろいろな指示を漫然と出してしまうと，本当に実施して欲しい 2〜3 つの重要事項すら理解されない結果になってしまうのだ．これは私たち医師の責任である．患者さんの話に耳を傾けることはもちろん大切なのだが，話の主導権はあくまでも医師が持たなければならない．そして，本当に大切なことは何なのかと，相手に強いインプレッションを与えながら話すことが重要だ．つまり，私たちは診察時のトークに濃淡をつけて話さなければならないのである．

そして何より大切なのは，「時間」という大切な資源をセーブすることである．相手が同じ満足度を得られるのであれば，診察に 5 分かけるのと，10 分かけるのを比べたら短い方がよいに決まっている．診察時間を短くできれば，私たちは倍の患者さんを診ることができるし，患者さんの待ち時間も短縮でき，「顧客満足度」も上げることができるからだ．すなわち，待ち時間が長くなってしまえば，同じ診察を受けてもその満足度が異なってくる．10 分待ちならありがたいと思う診療も，1 時間待たされたら "顧客満足度" は半減してしまうのだ．つまり，キレのあるトークを身につけ，短い時間，少ない言葉で患者さんに強く心に残るメッセージを伝えるよう心がけることが大切だ．そうすれば，診察時間が短くても，不満を漏らす患者さんを減らせることができるはずだ．

それでは，診察時間を短縮するために，医学的に重要な「堅い話」だけを凝縮して話せばいいのだろうか？　この問題については相手によって求めているものが違うので，画一的な対応はダメである．例えば，真っ黒に日焼けしたガテン系のお兄ちゃんが風邪をひいて，喉が痛いと言ってきたときに，「感染には大きく分けてウイルス性と細菌性があります．ウイルス

性は自分の免疫力で自然によくなるまで待たなければなりませんが，細菌性の場合は抗生剤が効果的です」と言っても，全く興味がないだろう（偏見かもしれないが）．逆に，「ガツッと効く薬を出しておきますので，忘れずに飲んで下さい」と言って，水分の摂取や安静，禁酒，禁煙など当面の注意事項に力点をおいて話をした方が，病気の機序や薬効に説明時間をかけるよりもよほど患者さんのためになるだろう．一方，中耳炎を反復しているお子さんをお持ちで，インターネットで疾病について調べまくり，ドクターショッピングをしている神経質なお母さんには，「お薬を出しておきましょう」だけでは納得してもらえないし，すぐに愛想をつかされてしまうだろう．そこで，このようなお母さんには，疾病のバックグラウンドをしっかりと話し，これからも根気強く病気と向き合っていかなければならないことを諭す必要がある．このようなお母さんの場合，当然初診時には時間がかかってしまう．しかし，最初が肝心だ．一度心をこちらに向けさせることができてしまえば，診察回数を重ねるごとに時間や手間がかからなくなってくるものだ．このように，「キレのあるトーク」をするためには内容に濃淡をつけることが必要であるが，さらに患者さんに応じてその濃淡のつけ方を調整することも重要なのだ．

　患者さんを集めることが開業医にとっての「営業」と考えれば，コミュニケーションは不可欠の営業能力だ．そのため，「人の話を聴く」と同時に，「トーク」も重要である．とはいえ，ゆっくり患者さんと「おしゃべり」をしていては他の患者さんへの「営業」が滞ってしまう．そこで，「キレのあるトーク」が大切なのだ．ここで，「キレのあるトーク」と言われてもなかなかピンと来ない先生方も多いだろう．お笑い芸人のように爆笑を取る必要はないが，限られた診察時間の中で患者さんのハートを掴まなくてはならない．医師にとっては，相手に対して端的にメッセージを伝えられるトークが「キレのある」トークなのである．さらに，声が大きいことは，相手にメッセージを届けるための基本要素である．声が小さいと，大切なことがなかなか相手に伝わらず，より多くの口数と時間が必要になってしまうからだ．

JCOPY 498-04886

　ちなみに私は，あえて診察中に，就学前の患者さんに「ランドセル何色にしたの？」とか，運動会シーズンには「何の競技に出るの？」など，全く診療と関係ない話題を患者さんに振ってみることがある．これは一見，時間の無駄と思えるかもしれないが，患者さんやその家族に対して，「自分たちを一人の人間として，きちんとコミュニケーションを取ってもらっている」と感じさせるためだ．患者さんとお互いに信頼関係ができると，本題の診療がテキパキと終わり，トータルの時間を却ってセーブできる．患者さんもクリニックが忙しいことは理解しているので，まとまりのない話をされるよりも，「キレのあるトーク」で核心を突き，あとはユーモアとホスピタリティのある言葉によりぐっと安心するはずだ．

　ちなみに，コミュニケーションには言語によるものと，非言語によるものとがある．言葉遣いが丁寧でも，相手に好かれるとは限らないところが難しい．そこで重要なのが，「患者さん第一」を常に心がけること，そして安心感を与えること．また，相手の立場に立って5%多く努力する意識も必要だ．この意識をもつだけで患者さんには通じていくし，毎日地道にこの努力を継続すれば，数年後には大きな差になって現れてくるのだ．

＜設問3のまとめ＞
　診療では「キレのあるトーク」で，患者さんの「顧客満足度」を高める

Q4　他人に対して気配り，心配りができるか？
　① できる（＋2）
　② どちらかというとできる（＋1）
　③ どちらとも言えない（0）
　④ どちらかというとできない（−1）
　⑤ できない（−2）

　患者さんも人間である以上，「痛い」のが嫌なのは当たり前である．そこで開業医には，患者さんの苦痛を最小限にする配慮が必要だ．「ココの処置

は痛くないから子供が嫌がらない」とか,「手際がいいので辛くない」というのは十分にアピールポイントになる. 反対に,「アソコは処置が雑だ」というのは大きなマイナスとなってしまうのだ.

　手先が多少不器用であっても,「痛みを少なくしてあげよう」という配慮や心配りは患者さんに伝わるものである. 患者さんも人間で, しかも病気で弱っているからクリニックに来ている. そのため患者さんは, こちらの気配り, 心配りを自分たちが思っている以上に感じるものだ. だからこそ, ちょっとした「優しさ」を出してあげるだけで受取側の患者さんの印象は物凄く違ってくるのである. 診察開始時に患者さんの顔も見ず, 電カルと睨めっこして「どうしました?」と仏頂面で言うのと, 一瞬患者さんの顔を見てニコッと微笑みを投げかける場合とで, 患者さんの緊張がどれだけ違うかは想像に難くないだろう. 時間にするとわずか0.5秒程度であるが, 印象という点では大きな差が出てしまう. つまり, その0.5秒の投資をするかどうかで, その後の診療のスムーズさや患者さんとの信頼関係ががらっと変わってくるのである. 特に小さなお子さんは病院が嫌いで, よく泣いてしまう. お子さんのほとんどは痛いから泣くのではなく, 怖いから泣くのである. 事実, 注射や処置をしていないのに, 診察台に座り始めた瞬間から泣き出す子供が多い. このような時に私は,「痛くないよ〜, 怖くないよ〜」などという声掛けをしながらニコニコと微笑みかける. この些細な声がけや微笑みにより子供の患者さんを泣かせずに済ませることができれば, 診療がスムーズになり, より時間を短縮することができるからだ. また, 子供が泣き出してしまった場合でも, 診療後に「上手だったよ」,「よく頑張ったね」というリップサービスが大事である. 子供は誉められたことで嬉しい気持ちになり, 自信もついて, その成功体験が次回の診察でも活かされることになるからだ. そして, このことがまさに「正のスパイラル」につながっていく.「他のクリニックでは泣いていたのに, あそこの先生に診てもらったら泣かなくなった」という評判はママ友の間で瞬く間に拡がっていくのだ. 当院ではインフルエンザの予防接種を毎年行っているが, 私は常に「どうすれば痛くないか」を考えて実践している. その甲

JCOPY 498-04886

斐あってか，耳鼻咽喉科であるにも関わらず，毎年インフルエンザの予防接種のためだけにわざわざ多くの患者さんがいらして下さっている．多い日には1日100人以上にのぼることもあるほどだ．この時，子供連れのママ達が口にするのは，「先生の注射は痛くないので子供たちが泣かない」という言葉だ．とはいえ，実際に私の注射が特別上手いということではない．「注射は痛いものだから仕方ない」という考えから，「少しでも痛くないようにしよう」という気持ちへの切り替えが重要なのである．

薬の出し方一つにしても同様である．生活習慣，生活背景は，患者さんそれぞれに十人十色である．例えば，保育園/幼稚園に通っている子供は昼に薬を飲むことが基本的に難しい．にもかかわらず，自分の強い拘りに固執しすぎて薬効や添付文書だけで判断し，相手の生活環境を考慮する努力を惜しむと，患者さんには「自分に寄り添ってくれない」と受け取られるばかりか，充分量の薬を結局飲んでもらえず，治療効果も悪いという結果になってしまうのだ．そのため，医師は，「お薬を出しておきましょう」と相手の状況を聞かずに処方するのではなく，「保育園行ってるの？ 1日3回飲める？ 2回にしておこうか？」などと相手の立場に配慮できなければならない．

スタッフに対してもしかりだ．体調が悪そうなスタッフに対して，「顔色悪いけど大丈夫？」と一声かけるだけで，職場の雰囲気がぱっと良くなるのだ．長く開業しているとつくづく思うのだが，「人は宝」である．そもそも一般的な事務スタッフの場合をみても，当院では初めに看護助手をしてもらい，診察の流れや概要を理解してもらった上で，医療事務のトレーニングに入っている．すなわち，このトレーニング期間を考慮すると，カルテ作成から処方箋や処置の入力，会計，最後にレセプト集計までを修得するのに約1年近くかかるのだ．このスタッフが1年経たずに辞めてしまえば，これまでの教育にかけた投資が全て無駄になってしまうし，教えた側のスタッフにも無力感が募ってしまう．そのため，経営者である開業医は，スタッフが辞めないように常に気配りをしていかなければならないのだ．

一度辞表を出そうしたスタッフを翻意させるのは非常に困難だ．だから，スタッフの不調，不満，変調を小さな芽のうちに摘み取ってしまわねばならない．こういったことに対しても常にセンサーを張り巡らし，先手先手で対応していく．そのためには，日頃から目配り，気配り，心配りを心掛けるとともに，実際にスタッフに声をかけてコミュニケーションを積極的に取っていくことが重要だ．一見面倒に思えても，その経済効果はバカにできないことを忘れてはならない．

　さらに，開業医には「空気を読む」ことも大切である．なるべく検査などをせずに，費用をかけたくないと思っている患者さんに対して多くの検査をすれば当然クレームになるし，反対に，色々と多くの検査をして欲しいと思っている患者さんに対して，最低限の検査のみしか実施せずに「問題ありません」と言えば，その患者さんは物足りなさを感じてしまうだろう．処方する薬についても同じだ．医師はともすると，自分満足度を高めることを以て，良い診療をしたと納得してしまいがちだ．しかし，自分が満足するのではなく，「顧客（＝患者さん）満足度」を上げる努力をするのがビジネスの基本である．小さな気配り，心配りで大きなリターンが生じる，まさに「レバレッジ」の効いた診療ができるのだ．

＜設問４のまとめ＞
　院長の「目配り」「気配り」「心配り」が大きな経済効果を発揮する

Q5　結婚しているか（結婚したことがあるか）？　子供がいるか？
　① 結婚しており，子供もいる（＋2）
　② 複数回結婚したことがあり，現在も結婚している（＋1）
　③ 結婚しているが，子供がいない（0）
　④ 複数回結婚したことがあるが，現在は結婚していない（－1）
　⑤ 一度も結婚したことがない（－2）

　結婚は，自分とは血のつながりがない全くの他人と共同生活を送るとい

JCOPY 498-04886

うことだ．あまり言い過ぎると私も家に帰りづらくなってしまうが，敢えて誤解を恐れずに言うと，「面倒」な事が増える行為なのだ．自由に使える時間もお金も独身時代より減り，さらに家事を手伝ったり，ご機嫌を取ったりととにかく手間がかかる．そのため，最低限のコミュニケーション能力，調整能力，忍耐力，寛容さを持ち合わせていないと安定した家庭は築くことができない．しかも，子供ができれば更にそれらの能力アップが求められる．そして，これらの能力は開業にも必要な能力だ．開業医は，自分の好きなことだけをやればいいという訳にはいかない．診療以外のことも全て自分が管理していかなくてはいけないからである．

　しかし，これらの能力は個別にトレーニングすることが難しい．反対に，結婚生活や子供を育てる環境がこれらの能力を自然に高めてくれる．かくいう私も，自分で子育てをして初めて患者さんである他人の子供にも優しくなることができたものだ．自分の能力アップのために結婚することはあり得ないが，多くの開業医や分院長を見てきた経験からすると，流行っているクリニックの院長の多くが家族持ちである．

　そして，女性医師になるとほぼ全ての先生が，結婚，出産することで外来の応対が飛躍的に良くなる．もちろん，出産することで臨床能力が上がるわけではないし，産前産後のブランクは時にはマイナスに働くこともある．しかも，育児と仕事の両立をすると時間的にも益々タイトになるし，そもそも授乳など母親にしかできない部分も多くなるので，特に乳児がいる女性医師は大変である．けれども，それ以上に，「母になる」ということが強みになるのだ．母性とでもいうのだろうか，か弱き小さな命を慈しむ，その気持ちや優しさを自分の子供だけでなく，患者さんにもお裾分けできるようになるからである．結婚前にツンケンして鼻柱の強そうなキツめの女性医師が，子供を産むと柔和で慈悲深いママさん医師に変身するのを見て，「人ってこうも変わるものだ」と感心させられることが多い．それに引き換え，男性は，子供ができたからと言って急激にキャラクターが変わるわけではない．しかし，独身時代は高級車を乗り回し，ゴルフに合コンに，

海外旅行にと遊びまくっていた医師が，子供ができてからはワゴン車に乗り，週末は家族とキャンプなどという話を聞くと，男性医師にとってもやはりその家族に向ける愛情，優しい視点が，クリニックで患者さんに接するときにプラスに働くはずだ．

　お恥ずかしい話だが，私も結婚して子供が産まれるまではあまり子供が好きではなかった．言うことは聞かないし，ギャーギャー騒ぐし，大声で泣くし，耳鼻咽喉科は処置の科なので，じっとしていればすぐに取れる耳垢も大騒ぎされると看護師が3人がかりで押えなければならなくなる．大人と違って何倍もの労力がかかる上に，大人より外耳道が狭く難易度が高い．にもかかわらず，診療報酬は同じだ．大病院に在職中の頃はやはり手術を第一に考えていたので，症例にならない子供のプライマリーケアに力が入らなかったのも子供が嫌いであった原因の一つかもしれない．しかし，運がいいのか悪いのか，私の場合，長男誕生と開業時期が重なった．この前までギャーギャー泣く子が嫌いだった私であったが，自分の子供が患者さんで来る子供たちより更によく泣く子で，自分のクリニックに連れて行くと，鼻処置で騒ぐは，スタッフの前で悪態をつくは，薬は全く飲んでくれないは，で大いに苦戦させられた．すると私もそれ以来，「子供というのは自分の親にされても嫌がるのだから他人である医師に対してはもっと嫌がるはずだ」と思えるようになり，どうやって子供を怖がらせないようにするか，どうしたら痛みが減るかを研究し，工夫するように変わった．また，患者さんのお母さんに子供のことを相談されたとき，自分に子供がいないときは全くわからなかった親の気持ちも理解できるようになった．疾患について理解し，見慣れているはずの専門医の私ですら自分の子供のことになると心配になるのだから，一般の親御さんであれば，たかだか扁桃炎や中耳炎でも物凄く心配になるのは当然だ．このことは，自分に子供ができて初めてわかったことだ．妻の出産が開業時期に重なったことで大変さもあったが，それよりも大切なことを自分に教えてくれたと今では感謝している．親御さんの視点で物事を考えたり感じたりできるようになること，これは正に顧客（患者さん）目線に立つということだ．家族を持ち，

JCOPY 498-04886

医師目線だけではなく，親目線に立つということは，顧客である親御さんの共感と信頼を獲得する最善の方法なのだ．

＜設問 5 のまとめ＞

　開業医は，家庭を持つことで大きく成長できる

Q6　開業時（開業当時）の年齢は？

　① 30 代（＋2）
　② 40 代前半（＋1）
　③ 40 代後半（0）
　④ 50 代前半（−1）
　⑤ 50 代後半以上（−2）

　若さは，開業においても重要な要素である．何事においても大切なのは気力・体力だ．同じ能力，同じ人間性でも，最後に勝敗を分けるのはやはり気力・体力である．例えば，耳鼻咽喉科は秋から冬，そして花粉症の時期にかけて，多い時には 1 日 200 人を超える患者さんを診なければならない，いや，「さばかなければ」ならない．私は 33 歳で開業し毎年それを乗り越えて来たことから，今でもこの状況を特別なこととは感じずにこなすことができているが，仮に 51 歳の現時点で開業するとして，今と同じような気力・体力でやれるかと問われると，恐らく難しいだろう．気力・体力が旺盛なときは，患者さんの取り留めのない話にも耳を傾け，検査や処置も精力的に行い，患者さんへの求心力のある診療内容を維持できると思う．しかし，どんなに優秀で人間性も優れている医師であっても，疲れ果てて気力・体力をなくしてしまえば，高いレベルを維持することが難しく，診療そのもののクオリティが下がってしまうであろう．要するに，若いうちはここぞという時の踏ん張りが効くが，歳を取ると無理が効かなくなってしまうのである．そして，「これは面倒くさいからやらなくていいや」とか「この人はややこしい人だから他に流れてくれた方がいいや」と，一人でも多くの患者さんを取り込もうとする馬力や意欲が減ってしまう．

また，若い時には，いい意味で幼稚さや無知さがプラスに働くことが多い．ゴルフに例えると，池があることを知らずに打った入門者は池に入らず，反対に，池があることを熟知している経験者は，池を意識しすぎるあまり却って身体が硬くなってしまい池ポチャをしてしまうというようなものだ．もちろん個人差はあるので一概には言えないが，一般的には若く，恐いもの知らずの方が，あれこれ考えず（考えられず）に，チャレンジ精神が旺盛であるため開業に向くと言える．また，たとえ失敗しても若いうちはリカバリーが可能というのも有利だ．さらに，若く開業することは，投資回収期間からも有利だ．開業後にも機材の購入や改修等の設備投資が発生するが，クリニックの開業において一番大きな投資はやはり初期投資であり，回収期間が長ければ長いほど経済的には利益が大きくなる．そのため，開業時の年齢が若いということはその分回収期間が長くなり，この点でも有利なのである．

　さらに，適応力の面からも若年者が有利であると言える．診療や経営の改善点を見つけて実際に修正していく適応力は，一般に若い方が高い．開業すると，診療だけでなく，経営面でも常に修正を求められることになるが，年齢が若い方が素直にその修正点を受け入れ易く，対応力も，順応性も高い．歳をとると医師としての経験値は上がるが，反対に許容範囲が狭くなり，どうしても独りよがりになってしまいがちだ．そして，患者さんへのサービス精神も減少してくるため，そもそも診療や経営の修正点を気付けないという可能性もある．開業医にとっては，医師としてよりも，開業医としての経験値こそが大事なのだ．

　若い医師が開業をするとき，「私はこんな若造ですが，患者さんに信頼してもらえますか？」と心配になるものだ．しかし，全く心配する必要はない．今どきの患者さんは，「高齢の医師＝経験豊富」，「若い医師＝未熟，経験不足」とは考えず，「高齢の医師＝医療が古い，尊大だ」，「若い医師＝新しい医療，親近感がある」と考えるのだ．そのため，自分の開業エリアにすでに重鎮の医師が開設している競合クリニックがあっても臆する必要は

JCOPY 498-04886

ない．患者さんからすれば，「あそこはおじいちゃん先生だし情報が古そうだからやめよう」，「あそこの先生は若いから最新の医療を勉強している」となるのである．

＜設問6のまとめ＞

開業には「若さ」が大きな武器になる

Q7 堪え性があるか？
① ある（＋2）
② どちらかといえばある（＋1）
③ どちらとも言えない（0）
④ どちらかというとない（－1）
⑤ ない（－2）

前のQ6で若い医師の方が開業に向いていると述べたが，若い医師が一念発起して開業すると，誰でも初めの1年間は持ち前の馬力と情熱で，死に物狂いに頑張るものだ．開業からしばらくすると，患者さんも定着しはじめ，さらに1〜2年が経過すると「このまま頑張っていけば大丈夫だ」という自信が芽生えてくる．そして，開業時の借金も順調に減っていき，開業3年後にはある程度の貯金もできてくる．大体の医師はこのあたりで，「銀行から借りた開業資金の返済の目途もたってきたし，頭金もあるからマイホームでも買おうかな」などと考え始めるものだ．

開業当初は患者集めにも積極的で，診療以外の雑務も忙しいものの，全てが新鮮なので緊張感が保たれている．しかし，そもそもクリニックが診療できる範囲は限られているため，診療自体は毎日毎日同じことの繰り返しだ．そこでクリニックが軌道に乗り，緊張感が緩まるとやってくるのが「マンネリ化」だ．個人差はあると思われるが，開業から数年経過してクリニックの成長率が下がるに従って，事業に対する意欲やトキメキが減退してくる．マイホームも手に入れ，家族も満足してくれて，患者さんの数も

だんだんプラトーに達してくると，皆戦うモチベーションが減退してくるのである．私は今まで多くの開業医を見てきたが，この時期の「マンネリ病」に打ち勝てるかどうかがその後の成否を分けるケースが非常に多い．そして，この「マンネリ病」に打ち勝つ要素が，本問で問う「堪え性」だ．

松下電器（現 Panasonic）の創始者，松下幸之助翁の著書「365 の金言」では，商売の秘訣は「平凡なことをごく当たり前にやる」ことだと書かれている．このことは，私たち開業医の"商売"でもあてはまるのだ．開業医の仕事は，一見すると毎日同じようなことの繰り返しと思える「平凡な」ものだ．しかし，目の前にいる患者さん一人一人に対して，患者さんの声を聴き，自分の持ち得る知識や能力を最大限使って全力で応えていかなければならない．こんな「当たり前」のことをしっかりやり続けることが重要なのだ．

とはいえ，この「平凡なことをごく当たり前にやる」ということは，「言うは易し，行うは難し」で，実はなかなか難しいのが現実だ．毎日家計簿をつけたり，何年間も日記を毎日欠かさず書いた経験のある先生であればプラス 1〜2 点だが，読みかけの本が何冊も積んであったり，未完成のプラモデルがあるのに次の作品に取り掛かってしまうような方はマイナス点である．そして，かく言う私も恥ずかしながらマイナス点だ．前章でも書いたが，私が分院展開を行い始めたのは何を隠そう本院が軌道に乗ってから感じた「マンネリ化」を打開するためであった．運よく本院が軌道に乗り始めた時にふと「この生活をあと 40 年近く続けていくのは無理だ」と思った時に分院展開をして多店舗展開を行うという新たなモチベーションに出会うことができたのだ．そして，この新しいモチベーションにより，本院の業績も開業から 15 年間ずっと前年比を上回り続けることができている．もちろん上昇率は年々減少してはいるが，初年度を 100 としたときの売上が現在では 450 と，実に 4.5 倍に増加した．そして，院長のモチベーションは自然と診療やスタッフに対する態度にも表れてくる．患者さんも感度がいいので，院長のモチベーションが下がってくるとすぐに見破

られてしまい，患者数の減少という形で跳ね返ってくる．また，院長にやる気がないのにスタッフだけがやる気を維持することもあり得ないため，クリニック自体が徐々に寂れていってしまうのだ．ご自身が飽きっぽい性格だと分析されている先生は，習慣的にリフレッシュをしたり，モチベーションを上げる工夫をしてみてはいかがだろうか．

＜設問 7 のまとめ＞

継続は力なり．平凡なことをごく当たり前にやり続ける力が重要

Q8　拘りが強い性格か？

① あまり拘りがない（＋2）
② どちらかといえば拘りがない（＋1）
③ どちらとも言えない（0）
④ どちらかというと拘りが強い（−1）
⑤ 拘りが強い（−2）

医師は総じて几帳面で，拘りが強く，職人気質である．大学病院では，その拘りが勤務医である自分の技術を向上させることから，拘りは医師にとって必要な要素だ．しかし，開業医となると話は別である．そもそも，大病院とクリニックでは守備範囲や役割が違うからだ．目の前の患者さんに対して誠心誠意対応するのは同じであるが，開業医には拘りよりも，むしろ良い意味での「ゆるさ」が必要である．開業医は，過度な完璧主義は単なる自己満足であり，結局患者さんも救われないということを自覚しなければならない．

大病院にはネームバリューも設備もあり，「○○病院」という看板で患者さんが来てくれる．しかし，開業医は「○○先生だから」という院長自身の看板で患者さんを集めなければならない．そのため，あくまで自分たちの役割はプライマリー診療だという自覚をもって，できることの線引きをしつつ，その分，患者さんへのホスピタリティで勝負しなければならない

のだ．例えば，クリニックの近隣には通常調剤薬局がある．そしてその調剤薬局が扱う処方薬には，ご存知の通り薬効が同じだが商品名の違う薬が先発品だけでも数多あり，さらにその数倍の数のジェネリック薬が存在している．しかし，狭い薬局店内に，1カ月に1回しか出ない薬を置くスペースはない．そのため，開業医が強い拘りを持ち，調剤薬局にあれもこれもと膨大な数の薬をストックさせれば，その薬局の経営が立ち行かなくなってしまうのだ．もちろん，臨床上必要な薬は揃えてもらわなければならないが，ある程度の割切りは診療を合理化する意味でも大切である．「薬効が同じでも，違うメーカーの薬ではダメだ」などと言う医師もいるが，開業医には「患者さんが治るならよい」という割切りも必要な場合があるのだ．これは医療機器に関しても同じことが言える．やれ「ここのエコーでなければ使いにくい」とか，「この顕微鏡でなければダメだ」などという拘りは，医師の自己満足にすぎない部分が大きく，そのエネルギーは患者さんへの応対に注ぐべきだ．私から言わせれば，道具に拘らず，患者さんファーストに拘るべきだと言ってやりたい．

　規模が小さくても，開業医はそのクリニックの経営者であり，ボスである．このチームを活性化させるのも，衰退させるのも開業医の方向性や情熱次第だ．そのため，経営者としては，枝葉末節の細かいところに拘るよりも，むしろ大局観を持ってマネジメントしなければならない．開業医は，「職人」から「経営者」にマインドをチェンジすることが必要であり，強い拘りの殻を脱することは劣化ではなく成長なのだと捉えるべきである．もちろん，これは医師としてではなく，地域に根差したプライマリーケアとしての「開業医」の話である．とことん自分の目指す医療に拘りたい，探求したいという医師はこのような開業をしなければよいだけのことだ．

＜設問8のまとめ＞
　開業医は「経営者」であり，拘りよりも柔軟な発想と対応が重要である

JCOPY 498-04886

Q9 せっかちな性格か？
　① せっかちである（＋2）
　② どちらかといえばせっかちである（＋1）
　③ どちらとも言えない（0）
　④ どちらかというとせっかちではない（－1）
　⑤ せっかちでなく，行動に時間がかかる（－2）

　医療はサービス業であり，待ち時間もサービスの一環である．サービス業である以上，牛丼屋と同様に，「早い，安い，旨い」は商売の基本である．前述したように，1人の患者さんだけを考えれば診療に20分といった時間をかけることがよいサービスになるが，それでは他の患者さんの待ち時間が長くなってしまう．クリニック全体を考えると，「早さ」も診療の良し悪しの重要な基準の一つなのだ．設問にあるように，「せっかち」という性格の話で終わってしまえばそれは単なるストレスが溜まりやすい性格であるというだけになってしまう．しかし，ここで言いたいのは，「せっかち」な医師は，その性格を生かして常に業務の効率化を図っていくことが重要であるということだ．例えば，診察がスムーズに回るように物の配置，人の動線を見直したり，効率的な作業工程をスタッフに徹底したりするといった具合だ．クリニックが流行るということは，患者さんが多く来院することである．そのため，クリニックが成功するかどうかは，時間との勝負だと考えるべきである．

　このことは，医療以外の業界では既に標準となっている．昨今，新聞やテレビなどのメディアがよく取り上げているのは「労働力の効率化」や「生産性の向上」というテーマである．もちろん，他の業界と違い，医療は健康や生命という人間の根幹に関わることから，全てを効率化や生産性で片付けるわけにはいかないのは当然だ．しかし，私たちの時間や気力，体力が有限である以上，安全性，クオリティ，ホスピタリティを損なわない範囲で効率化を図るべきである．

私は今までにたくさんの医師の診療を傍で見てきたが，診療時間の長短と診療のクオリティ，そして患者満足度には相関関係がないと常々感じている．すなわち，診療に十分な時間をかける医師だからといって診断が正確であったり，処置が丁寧であったりすることはない．また，長時間話してくれたからといって患者さんは満足するわけでもない．それどころか，論点がハッキリしない長話を聞かされた患者さんは却って迷惑に感じる場合もある．一般的な大多数の患者さんは，世間話をしたり，愚痴を聞いてもらいにクリニックに来るわけではなく，正確な診断と適切な処置，投薬を早く受けることを望んでいるからだ．そのため，ゆっくりと時間をかければ良い診察になると考えるのは，「効率化」という面でも，「顧客満足度」という面からも間違っているのだ．

　また，行動に時間がかかる開業医の場合，その悪影響は経営的にも大きい．早く診てもらって薬を受け取って帰りたいと思っている，時間を要しない，効率的な「良質の」患者さんの取りこぼしが多くなる一方，時間を要するものの保険点数の上がらない非効率な患者さんだけが多くなるからだ．しかも，こういう患者さんの多くは空気を読まないため，他の患者さんが待っていることも考えずに自分の主張やクレームを延々と繰り返してしまう．このような患者さんを長い時間をかけて満足させている間に，物分かりが良く，合理的な考え方をする「良質な」患者さんが待ち時間の長さを理由に2〜3人去っていってしまうのだ．まさに「悪貨は良貨を駆逐する」だ．このような状況を日々繰り返していってしまうと，結果として診察できる患者さんの数が限られてしまう．クリニックとしては，「あそこは患者さんが多いけど，診察は的確で，スタッフもキビキビ動いているので，意外と待ち時間が短い」というのがベストな姿だ．どんなにいい診療を受けても，1時間待たされるとしたら，患者さんとしても有難みが減ってしまうものである．

＜設問9のまとめ＞

　診療にも効率化が必要．「早い，安い，旨い」が顧客満足度を最大化する

Q 10　メンタルは打たれ強い方か？

① 強い（＋2）

② どちらかといえば強い方である（＋1）

③ どちらとも言えない（0）

④ どちらかというと弱い方である（−1）

⑤ 弱い（−2）

　長く開業していると様々な患者さんと出会う．こちらが一生懸命応対したつもりでも，理解してもらえなかったり，上げ足を取られてしまう．また，最善を尽くした診療を行っても，満足のいく治療効果が得られないということもある．日々診療に奮闘されている先生方も既にご存知の通り，どんな治療でも，百発百中はあり得ないのだ．私たち開業医は，ガイドラインに基づいて，最良の医療を目指して日々診療を行っている．そして，自分のクリニックでは解決できない患者さんに対しては，然るべき病院を紹介し，患者さんにとって最良の成果が得られることをいつも願っているはずだ．しかし，患者さんの中には私たちの努力や気持ちを理解してくれない方もいるばかりか，いわゆるクレーマーと呼ばれる人もいるのが現実だ．

　スタッフについてもしかりである．患者さんから寄せられるクレームの中で，実は一番多いのが，医師の応対や診療内容，治療結果ではなく，スタッフの対応や応接のマズさに起因するものだ．この時，先生方はどのようにスタッフに注意や指導を行うであろうか．開院当初の私というと，「お前バカじゃないか」，「お前何をやっているんだ．俺の顔に泥を塗りやがって」というような感じで怒鳴り散らしていた．ところが，そのスタッフは態度を改善しないばかりか，院長である私への反感を強め，さらにその影響が関係のない他の核になるスタッフに伝染して離職してしまうという最悪の結果を生んでしまった．スタッフの教育に関しては別章に譲るが，患者さんに医師としての対応を否定されたり，信頼していたスタッフが去ってしまった時には，さすがの私もひどく落ち込んだものだ．

しかし，現実として，開業すればこのように落胆する事態が次から次へと起こってくる．本問で「メンタルは打たれ強いか」と皆さんに問うたが，このような事態に直面した時の対応方法は人それぞれでよいと思う．頑強な鉄の心でその落胆を撃ち返していくもよし，柳のようにしなやかに，サラリと受け流して気にしないというのもよし．私の場合は，やや変態に思われるかもしれないが，お叱りや困難をむしろ「オイシイ」と思うようにして乗り越えてきた．ピンチは，それをチャンスに変えて乗り越えることで，自分が一つバージョンアップできる良い機会だ．だから私は，直面するピンチが重大であるほど，そのピンチを「オイシイ」と思ってしまうのである．クリアが難しい局面であればあるほど，面白いと燃え上がるゲームと同じような感覚だ．開業すると，日々色々なことが起こり，ストレスが絶えないものだ．しかし，これらをいちいち真に受けて落ち込んでしまえば，経営者としての本筋を見失うことになりかねない．開業医には，理不尽なことが世の中にたくさん存在するという事実を受け入れて，それに前向きに取り組む姿勢が必要なのだ．

＜設問 10 のまとめ＞
　ピンチはチャンスであり，自分の経験値を高めてくれる「オイシイ」機会である

Q11　風邪をひく頻度は？
① 滅多にひかない（＋2）
② あまりひかない（＋1）
③ たまにひく（0）
④ どちらかというとひきやすい（－1）
⑤ 頻繁にひく（－2）

　勤務医時代は，学会シーズンになると，大腕を振って休診にでき，しかも地方開催の場合には旅行気分も味わえることから「ラッキー」と思うことが多かった．しかし，これが開業すると全く違ってくる．特に開業当初

は，「休診にして患者さんが減ったらどうしよう？」，「休診している間もスタッフに給料を払わなければならない」と凄く不安な気持ちになるのだ．また，クリニックの経営が軌道に乗った後も，代診の医師が見つからなければ，専門医の出席票だけ出してとんぼ返りという開業医は多いのである．

　ましてや開業医にとっては，急な風邪で「本日臨時休診」と告知することはご法度である．患者さんは，自分が信頼する同じ医師に診てもらいたいから開業医の所に来るのである．それが「あそこは休みばかり」となってしまえば，患者さんが他へ行ってしまうのは当然だ．開業医は最低週4.5日〜5日，毎日外来をやらなければならない．そして，これがなかなかハードワークな上に，内科，小児科，耳鼻咽喉科などの科目は患者さんから風邪を染される確率が高い．冬季などはインフルエンザのガス室の中で，ガスマスクなしで仕事をしているようなものなのだ．

　開業医には代わりがいない．そのため，休診日を多くしたら患者さんの数を診ることができないのだ．だから開業医には健康管理が欠かせない．無駄に夜更かししない，水分をよく摂る，ストレスを抱えない，食生活に気を付ける，さらには心身共に健康を保つために日常的なトレーニングを取り入れることもよいだろう．開業医であれば，免疫力を高めて風邪をひかない身体作りを心掛けたい．さらに，開業医は限られた空間に閉じ籠りがちであるため，意識的にリフレッシュの時間を取ることもお勧めする．

　私の経験上，流行っているクリニックの開業医は，総じて健康的でハツラツとしている．患者さんもスタッフも，人間である以上，病弱な院長には付いていかない．大げさな例えかもしれないが，各国の指導者を見ても皆エネルギッシュで活動的だ．大衆はその健康的な姿を見て，「自分たちの国を任せられる」という安心感を抱き，付いていくのだ．そして，これは経営者にも同様に言えるし，例え小規模のクリニックの院長であっても，経営者である以上あてはまるだろう．さらに，患者さんの立場からしても，自らの体調をコントロールできず，風邪をひきやすい医師の話に説得力が

あると感じるだろうか．病弱な医師からの体質改善指導や健康法など誰が耳を貸すだろうか．卑近な例で恐縮だが，私も禁煙をし，接待などが多い中でも週2日以上の休肝日を作っている．患者さんへの責任，クリニック経営者としての責任，家族への責任．自己管理は最低限の責任感があれば自らできるはずだ．

＜設問11のまとめ＞
健康管理が出来ない開業医には患者さんもスタッフも付いてこない

Q12　旧帝大，慶応大の卒業か？　親が開業医か？　直近の職位が大学の講師以上，大病院の部長職以上か？
① いずれにも当てはまらない（＋1）
② いずれか1つに当てはまる（0）
③ 2つ以上に当てはまる（−1）

　私が多くの開業医を見てきたところによると，患者さんで溢れているクリニックは圧倒的に「初代」が多い．もちろん，2代目，3代目あるいは代々医師の家系だという先生で流行っているクリニックもあるのだが，比率からすると非常に少ないのである．これはなぜだろうか？

　まず，継承したクリニックは場所を選べない．そして，駅前の好立地なテナントや大規模開発地域のテナントに移ることも難しい．特に，自宅兼用のクリニックなどは時機に合わせた開業ということが更に難しいだろう．すなわち，マーケットを自分で選択できない点でハンディキャップを背負ってしまっているということだ．街も人と同様に「生き物」である．人が老いるのと同じように，街も老化する．開発されたマンション群も20年経過すれば，その住人達も全員20年の歳を取るのである．昔は子供だらけだった地域も，20年経過してその子供たちが巣立っていけば，高齢者ばかりになる．高度成長期に造成された多摩ニュータウンや高島平団地がよい例だ．とはいえ，このハンディキャップを差し引いても，流行ってい

JCOPY 498-04886

るジュニアのクリニックの比率があまりに少ない．これはなぜだろうか？

　この点，2 代目，3 代目の医師は，幼少期から医師の家庭に育ち，いつも患者さんに頭を下げられている親の背中を見てきたことが影響しているのではないかと予想される．ジュニア医師には，この親の姿が知らず知らずのうちに感覚として染み付いてしまっているのではないだろうか．私たちの親の世代が現役の頃は，まだ医療機関も少なく，「お医者様は偉い人，尊敬に値する人」と考えられており，医師が多少尊大であっても，患者さんに説教臭くても許される時代であった．しかし今日では，開業医の評価は，患者さんへの応対の良し悪しが大きなポイントになっている．そのため，開業医にとっては，医師であるというプライドよりも，「商売人」としての気質があるかどうかが重要だ．この点，初代として開業した医師は，医師像に関する既成概念が出来ていない分，患者さんに対して今の時代に即した物腰の柔らかい態度を取ることができるのではないだろうか．

　私が研修医の頃，年配の先生が「昔は泣く子供に『うるさい！　げんこつ麻酔だ！』と言ってもクレームが来なかった」とよく自慢しているのを耳にしたが，今時そんなことを言っていたら警察沙汰である．また，私が子供の頃は，教師が小中学生に対して平気で手を挙げていたが，現代で体罰をしようものならすぐマスコミや PTA に十倍返しされてしまうであろう．職業に対する評価や立ち位置は，時代によって変わるのである．お医者様が偉い時代はとうの昔に終わった．現代は，患者さんと同じ目線で相対する者のみが開業医として成功するのだ．

　このことは，大病院での勤務時代にポジションが高かった医師の開業にもあてはまる注意点だ．白い巨塔で患者さんからも同僚からも尊敬され，大病院を闊歩していた医師が，開業して市井の町医者になったとき，骨の髄まで町医者になりきるのはとても難しく，少なくとも相当な努力による意識改革が必要となる．なぜなら，従前のポジションがどうであれ，患者さんは「新参者の町医者」としか見ていないためだ．患者さんは，あくま

で診療内容や診察態度，人間性で医師を判断するのであって，肩書きや経歴で良し悪しを判断したりはしないと思っていた方がよい．私は東京大学耳鼻咽喉科学教室に入局し，多くの開業した先輩・後輩を見てきたが，鉄門（東大医学部）出身者よりも，外様出身の医師の方が開業医としては成功しているケースが多いのが現実だ．もちろん例外もあるし，結果が絶対そうなるということでもないが，少なくともジュニア，高職位，高学歴という要素は開業医にとってプラスの要素にはならないのである．

　旧帝大，慶応大は最難関であり，立派な学歴だ．医師である親の背中を見て育つこともよいことである．大学で講師以上になることも，大病院の部長職に就くことも，医師として高く評価されることは疑いようがない．しかし，開業医としても成功するかは別問題だ．なぜなら，開業医としては，このプライドが却って邪魔をすることもあるし，尊大な態度になってしまうこともあるからだ．出身大学が東大だからといって患者さんは来ないが，三流大学出身でも開業医としての診療が良ければ患者さんは集まるのだ．もちろん医師の経歴を重視する患者さんも存在するが，そのような経歴が立派な人に診てもらいたい患者さんはクリニックではなく，大病院に行くはずだ．

　なお，経歴が優れている人にとってはいささかネガティブに聞こえることを書いたかもしれないが，なにも経歴にダメ出しをしているわけではない．経歴が優れている人に対しては「後ろ盾が無い」と奮起して欲しいし，優れていない人でも「頑張れば患者さんに認めてもらえる」ことを分かって欲しいのだ．

＜設問 12 のまとめ＞
　開業医の成否は高職位・高学歴より，診療の良し悪し

JCOPY 498-04886

Q13　子供の頃に友人が周りに集まるタイプであったか？
① いつも集まっていた（＋2）
② 友人数は多くはないが，集まるタイプだった（＋1）
③ どちらとも言えない（0）
④ 友人は少なかった（−1）
⑤ 友人は少なく，仲間外れになっていた（−2）

　幼少期の友人関係は，一見すると開業に関係がないように思える．もちろんいじめも仲間外れも良くないことだし，その経験がある人でも開業を成功させている例はいくつも見てきた．かの野口英世でさえも，幼少期に随分といじめや嫌がらせを受けてきたらしい．また他業種では，ちょっと変わっていたり，周りとうまく馴染めなかったりする人が偉大な発明やアイデアで巨大な企業の創始者になるケースも少なくない．しかし，開業医にとっては，奇想天外な発想やズバ抜けた特殊な能力は必要ない．むしろ，より常識的でバランス感覚があり，誰とでもコミュニケーションが取れる，いわゆる「ストライクゾーンの広い人」の方に適正があると言えるのだ．クセが強くて人とあまり交わらず，変り者で，しかしながら特異な才能を持った人は何も開業医ではなく，研究者，もしくは，その道の求道者になればよいのである．

　開業医は，万人受けするオーソドックスなキャラクターの方が成功しやすい，というのが現実だ．私たち医師も初対面の患者さんに対して，「ちょっと変わっている」，「ちょっと苦手かも」と感じることがあるだろう．その逆もしかりである．開業は，他人である患者さんに生身の自分をさらけ出すことだ．しかも開業医とは，患者さんに安心感を与える存在であり，緊張感を与えるものではない．したがって，子供の頃から周囲に人が集まったり，友達が多かったり，人気者だったりした医師は，当然に患者さんとしても自然と受け容れやすいものだ．もしも幼少期に仲間外れにされたことがあれば，その原因が自分のどこにあったのか，開業する前に一度確認して克服して欲しい．コミュニケーション不足だったのか，自覚

なく不愉快な思いをさせていたのか，自分でバリアを張っていたのか，打ち解ける努力をしなかったのかというように．

　開業医に対する患者さんの評価は初診で決まる．一発で患者さんの心を掴まえなければならない．そのため，どうすれば患者さんによい印象を与え，次回も来院してもらえるのか，自分に苦手な部分があればそれを修正して臨む必要があるのだ．

＜設問 13 のまとめ＞
　開業医は，万人受けする「ストライクゾーンの広い人」が成功しやすい

Q 14　投資や資産運用が好きか？
　① 好きではない（＋2）
　② どちらかといえば好きではない（＋1）
　③ どちらとも言えない（0）
　④ どちらかというと好きである（－1）
　⑤ 好きである（－2）

　開業医の仕事は，典型的な「労働集約型産業」である．労働集約型産業とは経済学用語の一つで，存在している産業の中でも人間の労働力による業務の割合が大きい産業のことをいう．現代の日本では，接客を行う商業やサービス業といった第三次産業が労働集約型産業とされている．かつて労働集約型産業とされた業種であっても，科学技術・IT 技術の発達により，人間による労働力の占める割合が大幅に減少してきているのは周知の事実だ．医療業界においても，医療機器の進歩や IT 技術，AI の発達は目覚ましく，私たち医師の手を離れていく分野が増えてきたし，これから更に増えていくことだろう．このような技術革新を，医療現場にも積極的に取り入れていかなければならないのは当然である．しかし，開業医の世界では，依然として人の労働力がそのほとんどを担っているのが現実だ．つまり，多く稼ぐためには，その分多くの患者さんを診察しなければならず，

JCOPY 498-04886

まじめに働かなくてはならないのだ．開業医は，楽して稼ぐことができない業種であり，楽して稼ごうと考えるマインドは開業向きではないのである．

　診療科にもよるが，開業医の年収は 1 億円にも 1 千万円にもなる．単純に 10 倍とまでは言わないが，少なくとも年収 1 億円の開業医は，1 千万円の開業医より数倍の患者さんを診て，汗を流し，疲弊し，時間に追われて生きていかなければならない．そのため，年収 1 億円を稼ごうと思えば，午前の外来と午後の外来がつながってしまい，昼食を食べ損ねてしまうことも覚悟しなければならない．保険診療をやっている開業医で，額面 1 億円を超える年収を得ることは本当に大変なことなのである．比較しても仕方がないが，「知識集約型産業」である IT 業界や金融業で起業し，成功した人たちは何十億，何百億という大金を瞬く間に稼いでしまう．昼食の時間を削って汗水垂らして働いても，なかなか 1 億円を稼ぐことができない私たちとはエフィシェンシーがそもそも異なるのである．

　このようなごく僅かな他業界の成功者の姿を見て羨ましいと思ってしまうのが人間の性であるが，素人である私たちがその世界に足を踏み入れるのは非常に危険な行為だ．専門家でも勝つことが難しいとされる投機的な株式運用や FX，先物取引，不動産投資といったレバレッジを効かせたギャンブル性の高い世界に一旦足を取られると，勝った時の射幸感も手伝って，完全に関心がそこから逃れられなくなる危険性がある．すると，外来診察中もチャートの動きが気になってしまう．そしてエスカレートしてくると，診察室の中でもスマホや PC を使って値動きをチェックするようになってしまう．こうなると，患者さんの話をよく聴かなくなったり，心ここにあらずの状態になってしまいがちだ．患者さんも人間であり，しかも自分の身体のことで困ってクリニックに来ているのである．たとえ診断が同じで，同じ薬を処方されたとしても，この医師が自分に真摯に向き合ってくれているかどうかをすぐに見抜いてしまうのだ．

これまでにたくさんの開業医を見てきたが，本業以外で稼ごうと考えている医師が経営する大盛況のクリニックを見たことがないし，投資にうつつを抜かしたことによりクリニックを廃業させてしまった開業医も 10 人以上知っている．もちろん，中には大勝ちして医師を辞めた者もいるが，そのような医師も開業医としては決して成功していない．「自分もそのような才能がある」とお考えの方は，開業ではなく，そちらの道で勝負されるのが賢明だ．

　言うまでもなく，開業医は，勤務すれば給料が入ってくるものではなく，また，単価の高い職業でもない．額に汗して，ひたむきに患者さんと向き合って初めて数字になるのだ．二子山親方の金言に「土俵に金が埋まっている」とあるが，これに準えると開業とはまさに「診療所に金が埋まっている」のだ．他人の芝生をキョロキョロとのぞき見ず，目の前の患者さん一人一人に全力投球をする，すなわち本業に専心することが，開業医として成功するための近道なのだ．

　これを読んで，「開業医って割の悪い仕事だな」と思われた方も多いであろう．しかし，心配することはないのである．人生は「積分」なのだ．つまり，1 年でどれだけ効率が上がったかを微分とし，X 軸を時間軸とすれば，開業医は，微分値は低いが，安定して長期間稼げるため積分値は高くなるのである．年収 5,000 万円を 30 年間地道に稼ぐことは現実的に可能な数字であるが，変動激しい IT 企業や金融業で 30 年間勝ち続けることは相当に難しいだろう．開業医を目指す以上「稼ぐ意欲」を失ってはいけないが，目先のお金に振り回されると大きな落とし穴が待っていることを自覚することが大切だ．

＜設問 14 のまとめ＞
　「診療所に金が埋まっている」開業医は診療で稼ぐことに専心すべし

JCOPY 498-04886

Q 15　自分にコンプレックスはあるか？
① コンプレックスがある（＋1）
② どちらとも言えない（0）
③ コンプレックスはない（−1）

　今までの質問項目では，Q 1「女性にモテるか」や，Q 3「トークにキレがあるか」，Q 6「若いか」，Q 10「メンタルは打たれ強いか」，Q 11「すぐに風邪をひかないか」，Q 13「友人が多いか」など，流行る開業医像を容姿端麗でポジティブな要素を多く持つ，陰陽でいえば陽キャラの人間像として紹介してきた．もちろん，ネガティブな要素よりも，ポジティブな要素が多い方が開業医として患者さんの受けがよいのは当然だ．

　しかし，一人の人間として，ポジティブな要素のみで固めた人間像を想像してみると，高身長でハンサム，無駄な贅肉がなく，髪もフサフサしてお肌もツルツル，若々しく（実際に若く），トークが上手で思いやりもあり，いつも皆の人気者．皆さん，こんな人間をどう思うだろうか．もちろん私は遠く及びもしないが，正直に言うと，このような人間に生まれて来たかったと幼少期からずっと思ってきたし，この理想の人間像に近い他人を羨ましく思ったこともある．ただし，これを患者さんの目線で見ても同じような気持ちになるかは大いに疑問だ．

　患者さんは健康や病気のことで悩んでいる人間であり，今まさにその状態にある．このような時に，前述したような一点の曇りもない，ただキラキラしたスターのような医師に診察してもらいたいと思うだろうか．私は，一見非の打ち所がないように見えるが，人間としての「スパイス」が効いていない薄っぺらな医師に心を開いて，悩みを打ち明けるとは決して思えない．

　ここでいう「スパイス」とは人間味のことであり，それは憂いや，疵のようなものであるとも言える．これまでの人生における「負の部分」や「陰

の部分」が，人としての立体感を出すのだ．人生では，子供の頃貧困だったとか，背が低いことに悩んでいた，外国人とのハーフでいじめられた，父親が借金苦で蒸発した，彼女にフラれた，国体予選で最後の最後で逆転負けしたというように，自分の努力や選択とは関係のない，不可避なアクシデントや不幸，不運が訪れる．そして，人はそれらを昇華させることにより，人間としてより深く，より美しくなるものだ．歴史上も，現代も，成功者と言われる人にはそれぞれコンプレックスを抱えていることが多い．よりわかり易い例で言うと，チビが多いのだ．彼らは「見返してやる！」，「だったら別のことで頑張ってやる！」と涙ぐましい努力でコンプレックスを乗り越えて来たことにより成功したのである．

　患者さんは，営業努力をしない完全無欠なイケメン/美人医師よりも，誠心誠意，患者さんの心を掴もうと愚直に努力しているブサイク医師の方に心を開くはずだ．現状に満足している人間は，自らリスクを負って開業などできない．コンプレックスは成長の原動力だと思って欲しい．

＜設問 15 のまとめ＞
　コンプレックスは成長の原動力．愚直な努力で乗り越えてきた開業医こそ本当の強さを持っている

Q 16　自分は小心者だと思うか？
　① 思う（＋2）
　② やや思う（＋1）
　③ どちらとも言えない（0）
　④ どちらかといえば思わない（－1）
　⑤ 思わない（－2）

　慎重であり過ぎれば診療はできない．しかし，リスクを把握しつつ診療を行うことはできる．小心者であるということは，リスクを把握することができる能力だ．

JCOPY 498-04886

　難度の高い手術を行い，入院患者も多数受け入れている大病院に比べれば，クリニックの日常業務におけるリスクは相対的に少ない．しかし，細かいことを含めればクリニックであっても多くのリスクが存在しているのだ．例えば，スタッフが処方箋を打ち間違えるリスク，入力ミスによる料金トラブル，針刺し事故のリスク，薬の副作用，超早期や他科領域のがんの見落としなど，少し考えてみただけでも院長の関与の有無に関わらず，また不可避なものも含めてリスクを挙げればキリがない．しかし，リスクを考すぎてしまうと，全ての業務を他人に任せられず，自分で行わなければならなくなってしまう．すなわち，採血から処方箋の入力，そして会計に至るまで全てだ．そして，全ての業務を自分で行ってもミスやトラブルは一定の確率で起こるものだ．だから，開業医は失敗を恐れ過ぎてはいけない．それでは前に進めないのだ．スタッフを信頼し，任せることを覚えなければならない．そして，一度失敗したスタッフに再びチャンスを与える寛容さも必要である．

　一方で，常に頭の片隅に「小心さ」を失ってはいけない．最も危険なものは，根拠のない思い切りと油断，そして不注意である．マイク・タイソンを育てた名トレーナーのカス・ダマトは言う．「恐怖心というのは一番の人生の友人であり，そして敵でもある．それはちょうど火のようなものだ（火は近くにないと温かくないし，逆に近づき過ぎると火傷する，という意味）」と．開業医における「小心さ」とは，まさに火を扱うようなものなのだ．恐れ過ぎていると何も決断できずハイポで縮こまった診療になってしまうし，反対に小心さを失ってしまうと，身の丈に合わない背伸びや慢心から大きなトラブルを引き起こし，場合によっては裁判沙汰になるケースもある．開業医は誰も守ってくれないし，注意するのも自分自身である．大病院であれば，何かトラブルや事故が生じても病院が連帯して対応することになるだろうし，守ってもくれるだろう．しかし，開業医は院長が全責任を負わねばならない．そのため，オフェンスも事業発展のために大切であるが，ディフェンスの感覚も常に持ち合わせていなければならないのだ．患者さんにとってクリニックとは，治って当たり前，治らな

かったら批判対象となる．まさに減点法なのだ．

　常に「アクシデントが起こるかもしれない」とリスクを予見する力（小心さ）を持っていれば，スタッフへの的確な指示，注意により，インシデントやアクシデントを有意に軽減・回避できるし，また万が一発生した時のダメージも減らすことができる．そして，開業当初は緊張感があるのでよいが，少し慣れてきた頃や，患者さんが付いて経営が軌道に乗ってきた頃は特に注意が必要だ．開業医は，「あれ？」，「もしかしたら？」という違和感を覚えたら，冷静に立ち止まる「小心さ」を常に持っていなければならない．

＜設問 16 のまとめ＞
　クリニックは減点法．開業医は常にリスクを予見する「小心さ」を持つことが必要

第3章 「分院展開する」
~分院展開を成功に導くためのメソッド~

　前章では開業医に向く適性要素を紹介したが，本院の開業を成功させた多くの先生方が次に考えるのが「分院展開」であろう．第1章でも述べた通り，私も本院が軌道に乗った後，本院開院から2年半後に医療法人化し，大学の同級生2名とともに2医院の分院展開を行った．その後も積極的に分院展開を行い，現在（2020年8月時点）では，耳鼻咽喉科サージセンター1医院と耳鼻咽喉科，内科，小児科，皮膚科・泌尿器科クリニックを15医院の合計16医院を展開していることは前述の通りである．

　しかし，今日に至るまでに，私は大小合わせて多くの失敗を経験してしまった．今日の分院経営のノウハウは，過去に犯した失敗から多くを学び，次に活かすという体当たり的なトライ＆エラーの賜物であると考えている．そこで，恥を忍んで，私が分院展開の過程で犯した失敗談をまずはお話したいと思う．

■ 1. 多店舗展開，そして最初の挫折

　分院展開の過程において，最初の挫折は初めての分院2医院を開設してから3年後の平成19年であった．分院2医院が早期に軌道に乗ったことで多店舗であることのメリットを実感していた私は，更なる開業の機会を模索していた．そんな中，とある人の紹介で既存クリニックの継承案件が持ち込まれた．その継承案件は，オーナーの先生が移転により経営を撤退することになったが，現在雇っている女性院長は継承後もそのまま継続して勤務しても構わない，という案件だった．場所は，多摩市永山の本院か

ら電車を乗り継いで約1時間の駅前で，土地勘のない地域であった．しかし，既に3店舗の経営が順調にいっていた当時の私は，本院で0を1にし，さらに1を3にできたという自信があった．そして，「現在の3を4にするのはお手の物」，「院長も付いているならリクルートもしなくてよい」，と考えてその話に飛びついた．しかし，これが大きな誤算となった．継承から3年後，その院長から継承当初に3年としていた契約期間を更新しないと言わてしまったのだ．そして，慌てて後任を探したものの，当時の私の人脈では適任を見付けることができず，結局，開業を希望していた後輩にタダ同然で譲渡し，この4号店を撤退することにした．

　では，経営面の収支はどうであったかというと，継承した初年度と2年目は物件の改装費や医療機器等の設備投資などが嵩み大幅な赤字を記録，最後の3年目にはようやく僅かな黒字であった．このように黒字転換するまでに長い時間を要したが，やっと回収の目途が立とうとしていた時期で撤退を余儀なくされてしまい，まさに断腸の思いであった．幸い，譲渡という形で引き継いでくれる後輩が見つかったため最小限のロスカットをすることができた．あの時誰も見つからなければ，リース契約も途中で解約しなければならず更に損失が膨らんでいたであろう．今考えただけでもゾッとする苦い思い出である．読者の皆さんは，「その時いくら損したの？」と興味をお持ちかと思うが，3年間でざっと片手くらいであろうか．授業料というには非常に高くついてしまった．

　さて，失敗の原因については，当時は後述するように別の原因と分析していたが，今改めて考えてみると私の「経営者としての未熟さ，幼稚さ」ということに尽きる．そもそも管理が容易でない離れた場所で，しかも元々人間関係のない医師と医療に対するフィロソフィーや価値観を共有するためには，当然より多くの努力が必要であった．特に医師は，高い専門性ゆえのいわゆる「職人気質」を持っており，プライドも高い．そして，営業職の方のような器用さを持っている医師は稀で，コントロールがそもそも難しい．さらに，医師という資格があるため，働こうと思えばいくら

JCOPY 498-04886

でも他のクリニックでの仕事はある．自分のポリシーを曲げてまで組織に従属しようとは思わないのだ．分院長と新たに人間関係を構築し，そのモチベーションを上げて高いパフォーマンスを期待するには，より多くのコミュニケーションを取る努力が必要であり，この点で慢心があったと思う．私の開業から多店舗展開ストーリーにおける，最初の躓きであった．

　さすがに落胆したが，ここで多くのことを学ばせてもらった．最も重要な点は，組織が大きくなったら，もしくは大きくしたいのであれば，出身大学や医局，性別，経歴などが異なる多様性（ダイバーシティ）に富んだ人材構成になることは当然避けられず，この「ダイバーシティを柔軟に受け入れなければならない」ということであった．当時は，私もまだ30代半ばで，しかも本院・分院で実績を積んできたこともあり，自分の診療に対して妙な自信があった．いや自信があり過ぎた．その確固たる自信（過信）が，分院長に対して，「こういうやり方がベストです」，「こういう患者応対をして下さい」，「こういう説明が一番わかりやすいです」，「こういう処方をして下さい」などといった具合に，自分のやり方や姿勢を押し付け過ぎる態度を生んでいたのだ．医療に関しては，正解は一つではない．例えば，患者さん応対では，礼儀正しく知性的に行うのも正解であるし，反対にフレンドリーで庶民的な下町風の応対も正解だ．要は，どのようなスタイルであっても，その医師の特性やキャリアに合ったものがベストであり，患者さんに支持され，満足される方法が正解なのである．しかし，私はこの事を認識，理解できていなかった．これは私の未熟さであり，幼稚さであったと現在では深く反省している．3店舗の経営が軌道に乗っていたのは，単に周囲の環境（同級生であった2人の分院長）に恵まれていただけであった．赤の他人を組織の中で活かすことができて初めて多店舗展開が可能なのだ．今回の挫折を通して，「多様性」を学び，様々な多様性を持つ人にとって働きやすい職場環境を設定することの重要性を認識することができた．

こうして4号店を撤退したが、真っ当な人間ならそこで3店舗のまま手を広げず、大人しくしているだろう。ところが、私は「懲りない性格」の持ち主である。

4号店の失敗は、今分析すると前述した通り私の経営者としての未熟さや器の小ささが原因であったのだが、当時の私はそのことに思い及ぶことができず、失敗の原因を「ロケーション」や「マーケティング」の問題であると考えていた。ここでいう「ロケーション」とは、本院からの物理的な距離である。つまり、分院との距離が遠かったことにより、私や管理スタッフが頻繁に通うことができず、そのことから分院長やスタッフとのコミュニケーションに支障をきたし、フィロソフィーの共有や人間関係の構築ができなかったと考えたのだ。また、「マーケティング」とは、詳細は後述するが、簡単に言えば、開業場所の周辺人口や競合クリニック数、子供が多い・高齢化が進んでいるなどの人口構成といった総合的、客観的な要素のことである。4号店の場合で言うと、周辺人口はある程度多く、競合クリニックも少ない一方で、14歳以下の子供が極端に少なく、耳鼻咽喉科にとってはそもそも集客の難しいエリアであった。

この4号店の撤退から1年後に、今度は本院の隣の駅である京王線/小田急線の多摩センター駅において、院長先生のご高齢に伴う継承案件が持ち込まれた。この継承案件は、人口の多い多摩センター駅というターミナル駅であり、4号店の失敗の原因と認識していた要素、すなわち「ロケーション」と「マーケティング」の双方の点を完全にクリアしていると思った。そこで私は、懲りずに再びチャレンジすることにした。

前回の反省を踏まえて、分院長には、私の医局の後輩で、本院でも副院長をしていた女性医師に赴任してもらった。そのため、分院長とのコミュ

ニケーションも取れ，フィロソフィーや情報も十分共有が図れた．また，地理的にも本院から近かったため，スタッフの管理や相互補完もしやすく，分院の運営にはストレスが少なくて済んだ．そして，患者数と売上も順調な推移を辿り，損益分岐点を超えるのにそれほど多くの時間を要さなかったが，何故か「爆発的なヒット」という具合までにはいかなかった．

　周辺人口など客観的な要素からすると，本院や2号店，3号店をはるかに凌ぐと踏んでいたし，分院長の資質の点でも，私より技術的にも人格的にも優れていることは間違いなかった．それでは，どこに問題があったのだろうか？　それは，彼女がママさん医師で，午前中だけの勤務であるということだった．彼女が退勤する午後は，私も気合いを入れて各大学病院や大病院の"エース級"を差し向けてもらうよう動き，実際に素晴らしい先生方に来て頂けた．しかし，患者さんの「同じ医師に診てもらいたい」という思いに応えられなかった．10段階評価で10点の医師を日替わりで揃えるより，極端に言えば，6点の医師が週5日，毎日診察した方が患者さんが多く集まるのだ．さらに，コスト的にも，外勤医師を多く入れると人件費が高くなってしまう．つまり，常勤医師を据えないということは，集客は少ない一方でコストがかかり，経営的には非常に不経済なのだ．言うなれば，「5人の教授より1人の常勤」である．4号店の失敗点は克服できたものの，また新たな課題を発見する結果となった．

■ 3. 2つの「壁」を乗り越えて更に成長

　さて，今までの分院は，分院長と出身大学，医局が同じという，いわゆる「縁故」があった故の成功だった．それでは，全く「縁故」のない状態で分院を作れるのか．これは，これから法人が安定して成長するためにはどうしても必要な要素である．そんなことを考えていた折，私がマーケットとしてかねてから注目していた府中市で，院長候補にどうかと医師の紹介を受けた．彼とは元々面識がなかったが，お互いに体育会系ということもあり，初対面から意気投合できる人間だった．彼はイケメンで誰からも

好かれる人間性を持っており，しかも，少し話をしただけで医師としてのスキルも高いことがわかった．そして，府中での新規開業の話をすると彼も興味を示してくれた．そこで，早速京王線・府中駅という人口の多いターミナル駅の徒歩1分の所に物件を見つけ，分院長に就任してもらった．能力的にも，人格的にも優れた医師が，良いマーケットで開業すれば自然と患者さんが集まってくるのは当然だ．現在，多い時には400人の患者さんが来院する，本院を抜き，グループナンバー1の「繁盛店」となっている．

　さて，私は耳鼻咽喉科医であるが，普段の診療において小児科との境界領域の患者さんが非常に多いという事をずっと感じていた．例えば，子供が急に耳を押さえて「耳が痛い」と言えば，親は迷わず耳鼻咽喉科に連れて行くだろう．逆に，下痢や嘔吐が続き，幼稚園でノロウィルスが流行っていたら小児科に連れて行くはずだ．しかし，鼻水が出て，咳も出ている場合，患者さんはどちらを受診すればよいか悩むだろう．厳密に言えば鼻は耳鼻咽喉科，咳は小児科となるのだろうが，別々の離れたクリニックに診てもらいに行く時間はないし，出来ることなら一つのクリニックでワンストップで診てもらいたいと思うのが普通だろう．そもそも，お母さんが働いているから保育園に通い，保育園に通うから風邪をもらうのである．そのような忙しいお母さんからすれば，耳鼻咽喉科に行ったら小児科に行けと言われ，小児科に行ったら耳鼻咽喉科に行けと言われるのでは困るのである．結局，耳鼻咽喉科医もお子さんを聴診し，喘息のコントロールも頼まれることになるし，反対に小児科医も耳をチェックしたり，鼻を吸ったりすることになる．このように，耳鼻咽喉科と小児科は同じパイを奪い合う「ライバル」でもある一方，同じ対象患者さんを持つ「同志」でもあるのだ．

　私の場合，そのような境界領域の患者さんを多く診ているうちに，患者さんが教科書代わりになってくれ，聴診して下気道感染や喘息の音も聞き分けられるようになった．ところが分院長からは，小児科との境界領域の

JCOPY 498-04886

患者さんが多く診断が難しいケースがあるという報告を受けたり，もしもの時の不安を訴えられることが多くなった．そこで私は，耳鼻咽喉科と小児科をセットにして開院することを考えた．これは患者さんのニーズにも，分院の医師のニーズにも合致していた．そして，前述の府中がその最初のケースとなった．

耳鼻咽喉科と小児科を同じ敷地に併設することは，別々の個人開業医や，別法人であれば一人の患者さんを耳鼻咽喉科と小児科で奪い合う構図だ．しかし，同じ法人がセットで開院すれば，一人の患者さんで「二度美味しい」構図に変わるのである．例えば，風邪で小児科に来院した患者さんに対しては隣の耳鼻咽喉科で中耳炎のチェックをし，副鼻腔炎の患者さんに対しては小児科で喘息の治療をするといった具合である．ライバル同士であればリリースポイントを見逃しやすいケースであっても，同一法人であればスムーズに連携が取れ，メリットが大きいのだ．

ところが，構想が立ち，開業場所を契約した後も，小児科の院長を探すのに難渋した．私の出身である耳鼻咽喉科には比較的人脈があったが，他科の小児科には当時コネクションがなかったためだ．結局，耳鼻咽喉科がオープンしてから1年2カ月後に小児科をオープンするというブランクが生じた．この期間，小児科の院長が決まらずに空家賃を払い続けていたため大きなフラストレーションが溜まったが，これも法人であるメリットを活かして，他のグループクリニックの売上により支えることができたので，何とか持ち堪えることができた．

こうして小児科をようやくオープンしてからは，私の当初の目論見が間違っていなかったことが実証された．耳鼻咽喉科と小児科の併設は，患者さんのニーズにズバリ合致しており，大きな相乗効果を生み出したのだ．すなわち，耳鼻咽喉科の患者さんはその足で小児科へ行き，小児科の患者さんも耳鼻咽喉科に行くようになり，双方のクリニックとも大盛況となったのである．この新たな試みが軌道に乗ったことにより，法人としては2

つの壁を乗り越えることができた．一つは「縁故」の壁．そして，もう一つは「他科」の壁である．

■ 4. 二度目の挫折

　このように法人として初めての耳鼻咽喉科と小児科のセット開院が成功し，さらに法人の成長に欠かせない2つの壁も乗り越えることができたが，ここで「調子に乗る」のが私の悪いクセだ．今度は，同じ京王線沿線のターミナル駅である調布駅近隣に，200坪の物件が空いているとの話が入ってきた．物件は，調布駅から徒歩3分という好立地のまさに希少物件．しかし，府中のように耳鼻咽喉科と小児科を併設してもまだ広いスペースが残ってしまう．そこで，今回は耳鼻咽喉科・小児科に加えて，比較的広いスペースが必要な整形外科の3科を併設したクリニックモールを作ろうと構想した．かくして，法人としてはこれで9つのクリニックを抱えることになったが，結局この調布のクリニックモールは開院からわずか3年であえなく撤退することになってしまった．ここでもまた，「縁故」の壁と「他科」の壁が大きく立ちはだかったのである．

　クリニックモール開院の構想が出来上がり，小児科には人材紹介会社経由で採用した女性医師に，整形外科には所属する医師会で過去に接点があった男性医師にそれぞれ分院長に就任してもらった．また，耳鼻咽喉科は開院までに常勤医師が見つからなかったため，外勤医師2名にローテーションで勤務してもらうことにした．小児科と整形外科はいずれもほとんど「縁故」のない分院長であり，耳鼻咽喉科に至っては外勤医師で回すという状況であったが，調布駅は「ロケーション」も「マーケット」も申し分ない場所であり，しかも府中で既に「縁故」の壁を乗り越えていた私は，「絶対に成功するだろう」と自信満々であった．また，開院後しばらくして耳鼻咽喉科には，以前から当法人に外勤に来てくれていた女性医師が常勤してくれることが決まった．ところが，このように意気揚々と開院したものの，物件の入り口がわかりづらいという「視認性」の問題もあってか，

JCOPY 498-04886

開院からしばらくしてもなかなか患者数が増加しない．一方，駅近 200 坪の高額な家賃と，3 名の分院長やスタッフの重い人件費だけが出ていく日々に，大きなフラストレーションを抱えていった．

「このまま分院長に任せているだけではダメだ」と，私も頻繁にクリニックモールに足を運び，3 人の分院長とコミュニケーションを重ねた．しかし，耳鼻咽喉科は「同科」であり，実績も積んできていることから分院長とも改善ポイントについて深くコミュニケーションを取ることができたが，小児科と整形外科は他科であり，とりわけ整形外科では全くの実績がない．そのため，小児科・整形外科の分院長とは，耳鼻咽喉科と異なり，診療内容に関して細かな改善点を話し合うことがなかなかできなかった．また，小児科・整形外科の分院長とは，彼らの内向的な性格もあり，当初から上手くコミュニケーションが図れなかった．溜まる一方のフラストレーションとは裏腹に，分院長とのコミュニケーションは進まず，私と彼らとの間の溝が深まる一方だった．

そして，開院から 3 年が経過する頃，小児科・整形外科の分院長から突然，退職の申し出があった．慌てて後任を探したものの，ここでも「他科」の壁は厚く，なかなか後任者が見つからない．結局，比較的業績が良かった耳鼻咽喉科だけを残すことに決めた．しかし，200 坪の面積は耳鼻咽喉科だけでは広すぎる．そこで，移転先を探していたところ，調布駅前の再開発ビルの 40 坪のスペースに入居できることになったため，これを機に小児科と整形外科は撤退することを決めた．

耳鼻咽喉科の移転先は，駅前のバスロータリーに面しており，以前のビルよりも駅からの距離が短くなり，視認性もずっと良くなった．そして，耳鼻咽喉科の移転後は，来院患者数が驚異的に伸びた．院長は同じにもかかわらず，来院数が倍増したのである．このことから，同じ駅前であっても，物件のロケーションやテナントの良し悪しが「集客数」に大きな影響を及ぼすことがわかった．

さて，今回は，3店舗を同時にオープンし，2店舗撤退という経営者にとっては手痛い失敗を再び犯してしまった．ここで出した赤字額も，1度目の失敗の際の2倍以上と巨額なものとなった．しかし，そもそも人は失敗するもので，経営者も人である以上，同じく失敗することもある．挑戦をする以上，失敗は付き物だ．大事なことは，そこで何を学び，どのように次に生かすかということである．今回の失敗の一番の原因は，人ありきではなく，「物件ありき」であったという点だった．調布駅というターミナル駅で，ワンフロア200坪という物件はなかなか出てこない希少物件だ．そのため，その希少さに目が奪われてしまい，医師は後付けとなってしまった．やはり，理念の共有や人間同士の相互理解が乏しい場合には，パートナーとはうまくいかないものだ．分院展開では，マーケットファーストではなく，「人」ファーストでなければならないという最も基本的なところを私は見誤ってしまったのである．リーダーとしての「人間力」を日々鍛えなければならないと，大いに自己内省した撤退となった．

■ 5. Go East！

さて，これまで私は京王線沿線に，しかも多摩地区を中心に分院展開をしてきた．永山の本院は乗降者数も多くなく，しかも駅から上り坂で徒歩5分以上かかる立地だった．初の分院を出店した国領は，各駅停車しか停まらない駅であるが，駅から徒歩1分．その後の多摩センターや府中，調布は，特急の停まるターミナル駅で徒歩1分．このように様々なケースを経験してきたわけであるが，私見としては，郊外型クリニックの場合，特急の停まる駅の徒歩1分圏内で開業すると立ち上がりがよく，有利であるということに行き着いた．そうは言っても，このような優良物件はすぐに見つかるとは限らないし，そもそも多摩地区で好立地の場所を探すことも徐々に難しくなってきた．そこで，次のターゲットとして，東方進出を目指すことにした．平成26年5月，豊洲に，「豊洲ベイシティクリニック耳鼻咽喉科」を開院．法人初の城東地区での分院展開であった．ここで実感したのは，城東地区は人口が密集しているということだ．人口密度が低い

JCOPY 498-04886

多摩地域に比べ，高層マンションが林立している東京 23 区は人口の集積率が圧倒的に高いのだ．

しかし，ここで一番苦心したのは物件探しであった．同業他業を問わず，サービス業にとって人口集積率の高い場所は，当然マーケットとして大いに魅力的である．そのため，なかなか理想の物件に出会うことが難しかったからだ．商圏を考えると 1 日平均 200 人以上の集客が見込めたことから，ゆくゆくは 2 診体制とすることが必要であると考えていた．そのため，物件としては少なくとも 40 坪以上のスペースが必要であり，それに適う物件を探したが，結局は豊洲駅前の 30 坪，しかもビルの 4 階という物件しか見つからなかった．

クリニックという特性上，路面店，つまり 1 階のテナントが圧倒的に有利である．それがダメでもせめて 2 階までに入りたいところだ（複合商業施設や医療モールの場合は除く）．なぜなら，患者さんは，クリニックに初めてかかる時に，その不安感からいきなり入らず，待合室の様子などを外から「チラ見」したいからだ．待合室があまりにも閑散としていると大きな不安を感じ，反対に，押し合いへし合いの混雑ぶりだと「時間がかかりそうだな」と考えて別のクリニックに行ってしまう．また，受付スタッフの応対を観察し，恐くないと確認できて初めてクリニックに足を踏み入れるのだ．この点，1 階はもちろん，低層階のテナントであれば，外からでも容易に様子を窺い知ることができる．反対に，高層階で，エレベーターで上がり，扉が開いたら受付スタッフとご対面というテナントは避けた方がよい．これでは患者さんが，クリニックに入る前に不安を払拭することができないからだ．すなわち，クリニックでは，患者さんに決心をつけさせる時間や空間の余裕をあえて与えることが重要だ．それにより，患者さんに対して，初めてのクリニックに入るという敷居を下げることができ，より効果的に集客することができるのだ．

とはいえ，豊洲ではこのような物件自体がそもそもなかった．そのため，

条件に適う物件に出会うのを待つのがよいのか，それとも今ある狭い4階の物件で諦めるか，大いに悩んだ．しかし，人口が急増しており，しかも対人口比で競合クリニック数が圧倒的に少ないという豊洲の現状から，出来る限り早期に開院して先行者利益を取る方が得策であると考え，30坪の物件で開院することに踏み切った．

　さて，開院してみると，豊洲は最近のマンション開発もあって若い世帯が多く，子供も多い．エリア選定としては間違っていなかった．そのため立ち上がりから順調に推移し，数カ月後には早くも完全に軌道に乗った．ほどなくすると，患者数はさらに増加し，1診体制では厳しくなり，当初の想定通り2診体制となった．しかし前述の通り，いかんせんスペースが足りず，やむなく近隣のマンションの1室を院長室やスタッフルームとして借り受け，なんとかギリギリのスペースを確保している状態であった．なお，約2年前より，新たにオープンする豊洲駅直結の商業施設にアプローチを開始し，いち早くその一画を当法人で押さえることに成功した．そして，今年（2020年）の4月にこの新たな拠点に移転し，開院から6年後にようやくこのスペースの問題を解決することができた．

　このように，豊洲を開院したことで，東京西部から東部への進出を果たした．そして，同年9月には，やはりマンション建設が盛んな武蔵小杉に耳鼻咽喉科を開院した．院長には旧知で，私の出身大学の先輩，某大学の准教授であり，人格的にも非常に尊敬している医師を招聘した．そして，ここでも耳鼻咽喉科・小児科をセットで開業しようと，住商複合施設のワンフロアの2区画を押さえた．結局，小児科の開院は耳鼻咽喉科より半年後の翌平成27年4月となったものの，現在では診診連携をスムーズに行っている．

　また，同年11月には押上に，翌平成27年1月には巣鴨に耳鼻咽喉科を開院．いずれもスタートから順調な立ち上がりとなった．このように，私たちは「距離」の壁を克服したのである．

■ 6.　分院展開の現実

　これまで書いたように，18 年前に開業した私も，現在では，京王線沿線を中心に東京都，神奈川県において耳鼻咽喉科，小児科，内科，皮膚・泌尿器科クリニックを 16 医院展開する医療法人の理事長となった．そして，最近では，医療法人の分院展開に関するセミナー講師のお話も多く頂くようになってきた．少子高齢化や人口減少社会の到来により，多くの医療法人が分院展開に大きな関心を持たれているようだ．そこで，ここからは，分院展開の現実や当法人の戦略についてまとめてみたい．

　まずは，分院展開の現実だ．分院展開をする以上，医療法人，そしてその経営者である理事長が儲からなければ意味がないのは当然だ．しかし，私の数多くの失敗からもわかるように，分院展開は単純に「オイシイ」経営戦略では決してない．そこで，最初に分院展開のメリット・デメリットを考えてみたい（図 1）．

メリット	デメリット
✓ 運営が上手くいけば，**利益・所得が増加**	✓ 院長の評判が芳しくなく，**赤字になるリスク**
✓ 本院の成功ノウハウ・体験を活かせ，**軌道に乗せやすい**	✓ 院長の急な退職に伴う閉院により，**投資回収不能になるリスク**
✓ 個人開業に比べて**スケールメリット**を出せる	✓ 管理業務の増加により**拘束時間・ストレスが増加**
✓ マネジメント業務により，**やりがいが増加**	✓ 他人に任せるため，思い通りのパフォーマンスが上がらない場合に**ストレスが増加**
✓ チームが出来ることにより，**閉塞感が解消**	
✓ 自分以外の医師の加入により，**新しい臨床知識・スキルが増加**	
✓ 自分を律することにより，**パフォーマンスが向上**	

[図 1] 分院展開のメリット・デメリット

まず，分院展開の一番のメリットは，運営が上手くいけば「利益・所得が増加する」ことだ．分院が成功し，利益を生み出すようになれば，当然その分法人の利益が増え，理事長である自分の所得も増加する．そして，そのように軌道に乗せられた分院の数が増えれば，法人・自分の利益・所得がさらに増えるのは言うまでもない．

　また，分院展開では，本院の「成功ノウハウ・体験」を活かすことができるのもメリットだ．普通の開業では，自分にとっても初めての経験であるため，クリニックの運営やスタッフ管理，集患などに関するシステム作りが非常に大変だ．しかも，成功する保証はどこにもない．しかし，この分院展開においては，本院で既に成功させてきた「ノウハウや体験」をそのままダイレクトに活かすことができる．そのため，分院展開では，まっさらの状態での開業に比べて，ずっと軌道に乗せやすいのだ．

　さらに，個人の開業に比べて，「スケールメリット」を活かせるというメリットもある．分院展開では，このスケールメリットにより，医薬品や消耗品，さらに検査会社に支払う検査費用等に対するディスカウントが可能な場合も多く，経営コストを下げて，利益が出る体質にしやすい．また，スタッフの採用についても，一つの求人広告で複数のクリニックの採用募集を出すことが可能だ．しかも，人材不足の現代では，優秀な人材のロスを解消することもできる．例えば，一つのクリニックに，優秀なスタッフのＡさんとＢさんの２人がいたとする．しかし，共に優秀なスタッフであるものの，２人の相性が悪いというケースが発生しがちだ．ここで，その状況に耐えられず，その内のＡさんが辞表を出してきたという場合，個人開業のクリニックであればＡさんを引き留めることはなかなか難しい．しかし，分院展開を行っていれば，Ａさんを別の分院勤務にすることで辞職を防ぎ，優秀な人材のロスを解消することができるというわけだ．

　また，分院展開を行うと，医師という「職人」から，理事長という「経営者」という立場に変わる．そして，主業務としてマネジメント業務の

JCOPY 498-04886

ウェートが大きくなり，新たなやりがい（モチベーション）が増えるのも魅力である．いわゆる「社長になる喜び」というものだ．

　また，前章までで，開業医は毎日一人で診療を行うことが多いことから，孤独で，閉塞感を感じてしまいやすいと紹介したが，分院展開をするとチームができることで孤独感や閉塞感を解消できるのもメリットだ．そして，分院長や常勤医などの新しい医師が加入することにより，新しい臨床知識やスキルが身に付き，医師としてもスキルアップすることが可能になる．さらに，新しい医師の加入により，他人の目を気にすることで自分を律し，診療のパフォーマンスが上がるという副産物をもたらしてくれる．この「他人に見られる」というのは意外に重要であり，今でもクリニックに見学医師や新人医師が来ると，普段よりもよい外来が出来ていると感じるものだ．

　一方で，分院展開にはデメリットも存在する．まず，当然ながら，分院展開の経営が上手く行かなければ赤字になってしまう．せっかく分院を開院しても，患者さんからの分院長の評判が芳しくなければ来院数が伸びない．そして，個人開業であれば自分の給与が出ないだけであるが，分院では経営が伸び悩んでいる間も分院長に給与を支払わなければならないのだ．また，本院でいくら利益を出していたとしても，分院の赤字を補填しなければならず，結局は自分の所得も減ってしまう．

　また，分院長が急に退職してしまった場合，後継者が見つからなければ，私が経験した失敗のように，閉院を余儀なくされてしまう．そしてこの場合，開院で投資した多額の開業資金が回収不能になってしまうというのも大きなデメリットだ．

　さらに，分院展開をすると，理事長にとっては，管理業務の増加により拘束時間が大幅に増加する．そして，分院展開の初期には，多くの理事長はプレイングマネージャーである．この場合，日中は本院で診療を行い，

診療が終わった後にマネージャーとしての仕事をこなす必要があることから，拘束時間が増えるとともに，精神的にストレスが蓄積されるのだ．

　また，分院展開では，日々の診療やクリニックの運営は他人（分院長）に任せなければならないことも大きなストレスになる．自分でやるのであれば全てを思い通りにすることができるが，他人に任せると思い通りのパフォーマンスが上がらないことがあるためだ．このことは，子供に勉強をさせて，試験を受けさせることに似ている．自分ならこうするのにと思っていても，試験を受けるのは子供であり，後は子供に任せるしかないのだ．

　このように，分院展開にはデメリットも多く存在する．分院展開は，分院を増やせば増やすほど利益・所得が上がる「倍々ゲーム」では決してなく，そこには大きなリスクやストレスが発生するのだ．一方で，成功すれば分院展開には大きなメリットも存在しており，だからこそ，私も15年間にわたって多くの分院を展開してきた．その間大小合わせて数多くの失敗も経験してきたが，失敗を真摯に反省し，次に活かすことで，今ではようやく成功の「打率」を上げることができてきた．そこで，ここからは，私が15年間にわたる成功・失敗経験から学んできた，5つの「分院展開の成功メソッド」を紹介する．

■ 7. 分院展開の成功メソッド（5つの格言）

■ メソッド1　分院展開に成功する理事長は「男にモテる男」！

　「男にモテる男」とは最初から突飛なことを言っている，と思う人もいるかもしれないが，分院展開に成功する理事長は，男からも好かれるような「ゆるさ」と「マメさ」が必要であるということだ．これは，本院を繁盛させる「院長」と，分院展開を成功させる「理事長」とでは，その求められる能力が違うことからきている．

JCOPY 498-04886

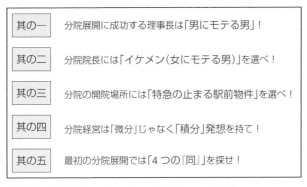

其の一	分院展開に成功する理事長は「男にモテる男」！
其の二	分院院長には「イケメン（女にモテる男）」を選べ！
其の三	分院の開院場所には「特急の止まる駅前物件」を選べ！
其の四	分院経営は「微分」じゃなく「積分」発想を持て！
其の五	最初の分院展開では「4 つの『同』」を探せ！

[図2] 分院展開の成功メソッド（5 つの格言）

　まず，一つの本院を繁盛させる「院長」に求められる能力は，「0 を 1 にする能力」，すなわち無から有を生み出す能力だ．そして，本院を繁盛させるためには，前章までで述べてきた通り，まずは，選定した物件のマーケットやロケーションの良さが必要である．また，臨床能力も優れていることも当然だ．さらに，院長はその地域の人々に信頼され，安心を与えなければならない．そこで，多くの患者さんに慕われるよう親切さやルックスが必要であり，また，患者さんのニーズに応じて，適切にアウトプットができるコミュニケーション能力も求められる．そして，院長は毎日変わり映えのしないプライマリーな診療を地道に，コツコツとやらなければならず，それを可能にするための辛抱強さや体力が必要だ．もちろん，軌道に乗ってきた後に襲ってくる「マンネリ化」に対するストレス耐性，すなわち堪え性も持ち合わせていなければならない．そのため，院長としては，どちらかと言えば「職人」タイプな医師が向いているのである．

　これに対し，分院展開を成功させる「理事長」に求められる能力は，「1 を 2（複数）にする能力」である．そして分院展開には，優秀な分院長を採用し，しかもその分院長にできるだけ長く働いてもらうことが重要だ．そこで「理事長」には，優秀な分院長を見つける人脈やネットワークを持っていることが求められ，また，そのように見つけた分院長を惹きつける求

心力や人望，さらにはスタッフも含めて管理する能力が必要である．さらに，優秀な分院長に対しては，自分と多少方針ややり方が違ったとしても診療や分院運営を任せる「寛容さ（ユルさ）」と，継続的なコミュニケーションにより分院長の不安や孤独感を解消して共栄するという「マメさ」も大事だ．なお，理事長と分院長の関係性は，ちょうど男女の関係に似ており，口説いた後もメンテナンスが必要である．分院長も，付き合うことができてもきちんとフォローをしなければそっぽを向かれるし，ギチギチに拘束しても嫌われてしまうのだ．このほか，分院を展開すれば，大小さまざまな，多種多様なトラブルが日々発生し，その中には対処方法を間違えれば致命傷となってしまうものも存在する．そこで，理事長には，このような様々なリスクを回避する能力や対処する能力が必要であり，日々刻々と変化する状況を楽しむためには，「変化に対するストレス耐性」を持つことも肝心だ．

　このように，「院長」と「理事長」には，その求められる能力や資質が大きく異なる．そのため，本院が繁盛しても，分院展開が成功するとは必ずしも限らないのだ．これはまさに，野球やサッカーなどプロスポーツの世界でよく耳にする，「名選手，名監督にあらず」である．

　それでは，本院を繁盛させてきた「院長」が，分院展開を成功させる「理事長」に進化するには，どのようなマインドのチェンジや資質が必要であろうか．まず最も大事なのは，「職人」から「経営者」へのマインドチェンジである．分院展開は，レストランに例えると，オーナーシェフがチェーン展開を行うようなものだ．この場合に重要なのは，自分ではなく，他人（分院長）にいかに料理を作ってもらうかという，「仕組み作り」だ．もちろん前述したように，分院展開初期の時期は多くの理事長がプレイングマネージャーであるため，プレイヤーとしても分院長に負ける訳にはいかない．すなわち，「名監督」である理事長は，同時に「名選手」でもなければならない．なぜなら，分院展開においては，本院が繁盛していなければ，分院長を説得できず，舐められてしまう．そして，分院長が優秀であれば

独立されてしまい，後任探しや閉院の危機に立たされてしまうからだ．そのため，理事長は，職人気質と経営者視点と言った，ある意味で真逆の（パラドキシャルな）性格や人間性を併せ持っていなければならない．

また，分院展開では必ず失敗や，不測の事態が起きる．これに対しては，リスク回避能力や変化に対するストレス耐性が必要だということは前述した通りだが，さらに自分がイケていないということを受容する「謙虚さ」も大事だ．失敗や，不測の事態が起きた時には，それらを謙虚に受け入れ，そして，そこから何を学び，どう乗り越えるかがより重要なのだ．

最後に，理事長は「効率」を最優先しなければならない．理事長にも時間は 1 日 24 時間しかなく，さらにプレイングマネージャーであれば，前述の通り，マネジメントや医師のリクルーティングなどの理事長の主要業務は診察が終わった 19 時以降，かつ診察室の外が主戦場だからだ．そして，理事長と言えども仕事ばかりでなく，プライベートも楽しまなければやる意味がない．この効率を優先するのに必要なのが，「タイムマネジメント力」と「模倣力」だ．「タイムマネジメント力」により，どんなに仕事が忙しくても，プライベートを充実させる．かくいう私も，仕事の合間を縫って趣味のゴルフを楽しみ，毎週英会話と中国語のレッスンも受けている．また，学生時代はプロボクシングをやっていたことは第 1 章で述べたが，現在でもトレーニング時間を捻出し，体力と体形をキープするように努めている．一方「模倣力」は，第 2 章「開業医適性診断」の Q2 で述べた，TTP（徹底的にパクる）能力だ．よい方法を自分であみ出すよりも，既に実践して，成功している他人からパクる方が何倍も効率的だ．他人の良い方法や，できる人の知識・手技等は躊躇なくパクらせて頂こう．このように理事長には，何事にも「効率よく成功する」という姿勢が大事なのだ．

■ メソッド 2　分院長には「イケメン（女にモテる男）」を選べ！

分院長も「院長」である以上，第 2 章で書いた開業医の適性資質の多く

が要求されるのは当然だ．そのため，分院長も，第2章のQ1に書いたように「女性にモテる」ことが優位になる．クリニックも，お寿司屋さんの板前と同じように「イケメン」がお客さんに選ばれやすいことは前述の通りだ．

もっとも，「イケメン」とは言ったものの，医師の評価は外見やルックスだけで決まるものでないことも当然であり，私も分院長を選ぶ時は外見のみで判断している訳ではない．そこで，ここでは私が分院長を選ぶ際の判断基準について紹介する．

そもそも，私は，一般外来クリニックが成功する要因を，以下の方程式で捉えている．

来院患者数（売上）＝ドクター力×マーケット

さて，この方程式でいう「ドクター力」とは何か．私は，この「ドクター力」は，「臨床能力」と「人間力」という二つの能力の掛け算によって導かれるものだと考えている．まず，「臨床能力」は説明するまでもなく，臨床知識や臨床スキルである．院長も医師である以上，最新の臨床知識をアップデートし，来院した患者さんの病状を適切に診断し，最適な治療方針を立てなければならない．また，臨床スキルを磨くことで適切に処置するほか，患者さんの苦痛を出来る限り軽減する努力を行うことが必要なのは前述した通りだ．

一方で，院長には，地域の患者さんの信頼を獲得し，安心を与えることが何よりも重要である．そのため，外見も好印象で，性格も明るく，親切であり，さらに患者さんに応じて適切にアウトプットするコミュニケーション能力も必要であることは当然だ．

このように，院長にはこの「臨床能力」と「人間力」のいずれも必要で

JCOPY 498-04886

あるが, 私が分院長を採用する際にはとりわけ「人間力」を重視している. これは, 人間力はトレーニングにより改善できないからだ. 人間力というものは, その人が生まれてからこれまで成長してきた過程で形づくられたものだ. 第2章で述べた通り, コミュニケーション能力や明朗な性格, 誠実さ, 素直さは, 子供の頃から友人が周りに集まっていなければ持ちえない (第2章 Q13 参照). また, 子供や病気で苦しんでいる患者さんに対する優しさや配慮は, 結婚して家庭を持ったり (第2章 Q5 参照), また, コンプレックスを持つことで生まれる人生の「スパイス」が掛かっていなければ持つことが難しいのだ (第2章 Q15 参照). これに比べて, 「臨床能力」は採用した後もある程度はトレーニングで改善することができる. 特に同科の場合には, いきなり分院長を任せる必要はなく, 一定期間本院で自分のサブとして一緒に診療を行うことで, 医療に対するフィロソフィーを共有し, 診療レベルを標準化することもできるのだ.

このように私は, 分院長の「ドクター力」をジャッジする際には, その医師の「人間力」をより重視するようにしている. そして, クリニックにおいては「口コミ」が集客の主体であり, その「口コミ」のキーパーソンは, 保育園/幼稚園に子供を通わせているママたちであることは既に前述した通りだ. このことから, 少し乱暴な表現ではあるが, 分院長には, ママたちに受ける, 「ドクター力」, とりわけ「人間力」の高い「イケメン」医師がより向いていると導き出したのだ.

なお, 私のこれまでの経験に基づくと, 分院展開が成功するかどうかの8割は, このように「ドクター力」の高い分院長を引っ張ってこれるか否かにかかっていると感じている. これを実感したのは, 第1章の各クリニックの売上推移で紹介した「Fクリニック」だ. もちろんこのFクリニックも, 周辺人口が急増しており, しかも対人口比で競合クリニックが少ないというマーケットの良さから立ち上がりこそ順調ではあったものの, 来院患者数は本院や府中に遠く及ばず, そのマーケットを考えればまだまだ伸びしろがあるという状況であった. そして, 開院から4年後に院長の交

代があり，現在の院長が就任した．すると，どうなったか．開業場所は変わらないのに，来院患者数が今までの約２倍に急増し，本院や府中とも肩を並べる繁盛クリニックに進化を遂げたのだ．分院展開の成否は，分院長次第であると実感した瞬間であった．

■ メソッド３　分院の開院場所には「特急の止まる駅前物件」を選べ！

　メソッド２では，一般外来クリニックでは，来院患者数（売上）は，「ドクター力」と「マーケット」の掛け算で決まるという方程式を紹介し，「ドクター力」について説明した．ここでは，もう一つの要素である「マーケット」についてお話したい．

　そもそも，この「マーケット」とは，クリニックを開院する地域の商業価値である．前述した通り，私たちの医療業界もサービス業である以上，来院患者数（売上）はマーケットの良し悪しで変わってくるのは当然であり，本院であれ，分院であれ開業場所にはマーケットの良い場所を選択しなければならない．平成14年に本院を開業した当時は，「ドクターマップ」を参考に，毎週末に目星を付けた地域に足を運んで開業場所を探し歩いたことは第１章で書いた．しかし，16医院を展開するようになった現在は流石にそのような非効率的な手法ではなく，各自治体が公表しているデータやコンサルティング会社から入手した情報を基に開業候補地のマーケットを分析している．そして，この際に当法人では，以下のように①周辺人口，②競合クリニック，③駅の求心性（利便性），④人口構成，⑤街の雰囲気・特性に着眼して分析している．

① 周辺人口

　周辺人口は，開業候補地の最寄り駅から半径１キロを基本に人口を単純に算出してみる．人口統計データは自治体のホームページにあるので，ほぼ正確な数字が出せる．

JCOPY 498-04886

② 競合クリニック

競合クリニックについては，まずは軒数だ．半径 1 キロ圏内に何軒の同科目クリニックがあるか．そして，各競合クリニックのホームページ等で，それぞれの院長のパーソナリティ（年齢や経歴，人物像など）もわかる範囲で調べる．

③ 駅の求心性（利便性）

駅の求心性とは，その駅にどれだけの人が集まってくるかということである．利便性といってよいかもしれない．バスなどの利便性がよく周辺からも人が集まるターミナル駅か，他の公共施設や保育園などが充実しているか，一時的な大規模開発だけではなく継続的に人口の流入があるか，などマーケット調査の人口数だけでは測れない要素も重要である．

④ 人口構成

人口構成は年齢別に人口を分類し，子供が多い街か，高齢化が進んでいるかなどを見る．そして，どのような人口構成がよいかは開業する科目により異なる．耳鼻咽喉科の場合，子供が多いエリアの方が集客がしやすいことは前述したが，14 歳以下の人口が 1 割を超えれば子供が多いといっていいだろう．

⑤ 街の雰囲気・特性

街の雰囲気・特性とは，都心部か郊外か，セレブな街か庶民的な街かなど街の雰囲気や住んでいる方々の生活環境などの要素だ．これらも，実際の診療の際には影響が出てくることがある．例えば，セレブな街では一般的に高学歴，高収入の方が多いため，医師に多くの説明を求める傾向があり，一人当たりの診察時間が長くなりがちだ．反対に，庶民的な街では共働き世帯が多く，そのような方たちは毎日忙しい生活を送っているので，診療でも抗生剤で早期の回復を求められることが多い，といった具合である．しかし，どのような背景を持っていようと保険点数は同じであるため，開業場所は，物件の賃料水準と売上げとのバランスを考えて慎重に選定す

る必要がある.

　これらのポイントに着目してマーケットを分析し，開業場所を絞り込んでいくのであるが，当法人では，新しい分院を開業する際には，「特急の止まる駅の徒歩1分以内」の駅前物件を選ぶようにしている．これには，私の経験に基づく3つの理由がある．まずは，何と言っても「物件価値」だ．第1章で，私の本院は最寄りの京王線/小田急線の永山駅から徒歩5分，しかも駅から坂道を登らなければならず，開業当初は集客に非常に苦労をしたことを書いた．これはそもそも，駅前徒歩5分の物件は徒歩1分の物件に比べて「物件価値」が大きく低いためである．そして，その「物件価値」は距離ではなく，面積で考えなければならない．すると，この差は単純に5倍ではなく，なんと25倍（1/5×1/5＝1/25）になるのだ．本院は，このようなハンディキャップを負いながらも，自分だから何とかできた．しかし，分院は他人である分院長に任せなければならない．私は，どんなに優秀で，やる気のある分院長であっても，その力量を，全てのリスクと責任を負っている自分の80％程度だと考えるようにしている．自分の8割の力量で成功するにはどうすればよいか．このように考え，分院長には自分の開業時と同じようなハンディキャップを背負わすのではなく，条件のより良い，「物件価値」のより高い物件を選択しているのだ．

　2つ目の理由は，「特急停車駅」はその地域のターミナル駅であることから，バス路線が発達し，流入人口が多いということだ．先ほどマーケット分析の際に最寄り駅の半径1キロの「周辺人口」に着目することを書いた．しかし，ターミナル駅で，バス路線が発達していれば，ターゲットとなる患者さんの数は，この周辺人口に，更に多くの流入人口が加わったものとなる．こう考えれば，特急の停車駅は集患にとって圧倒的に有利であり，開業直後にスタートダッシュを切ることができるのである．

　そして，最後の理由は，マーケットで「勝ち続ける」ことができるためだ．前述したように，物件価値が駅前徒歩5分の物件に比べて25倍高く，

JCOPY 498-04886

また多くの流入人口により集患にも圧倒的に有利な駅直結や，駅前の再開発物件は，当然に個人開業ではたどり着けない「ハイコスト」な物件である．このような物件を選択できるのは，まさに医療法人というグループ力があるからだ．もちろん，このようなターミナル駅には既に何軒も競合クリニックがあるはずだ．しかし，マーケットには，実力に大差がなくても，少しでも優れている方に 8 割の顧客が一極集中するという法則がある．例えば，実力が 55 と 45 というように拮抗していても，来院する患者数は 8 対 2 と大きな差が生じるのだ．だから，分院を開業する際には，最初から「地域一番店になる」と覚悟を決めなければならない．分院の開業場所が，既存の競合クリニックよりも 1 cm でも 1 mm でも良ければ，患者さんはこちらに流れてくるのだ．このように，特急停車駅の駅前物件は集患面で圧倒的に有利であるが，これはマーケットで勝ち「続ける」ことに大きく影響する．すなわち，開院当初から多くの患者さんが来院すれば，分院長の気分もアゲアゲになり，大きな「フォローの風」が吹くことで軌道に乗りやすいのだ．さらに，開院後，軌道に乗った後にマンネリ化を感じやすいことはこれまで何度も書いてきたが，集患に圧倒的に有利であるということはここでもプラスに働く．すなわち，分院長のモチベーションの低下を集患面で補うことができ，損益収支の面でも「勝ち続ける」ことができるためだ．

このように，当法人では分院の新規開院にあたっては，特急停車駅の駅前物件を選択している．本章で書いた，府中，調布，そしてこの度移転した豊洲しかりだ．そして，それぞれのクリニックでは，現在の物件に入居してから数年が経過した今でも，ピーク時には 1 日 300 人以上の患者さんが来院してくれている．

■ メソッド 4　分院経営は「微分」じゃなく，「積分」発想を持て！

クリニック経営は「積分」であり，開業医が年収 5,000 万円を 30 年間地道に稼ぐことは現実的に可能な数字であることは第 2 章で書いた通りだ（第 2 章 Q14 参照）．なぜ「積分」なのか．ここで少し補足すると，クリ

ニック経営では，開業時に物件の敷金や改装費，医療機器の購入費などの大きな先行投資（イニシャルコスト）が必要であるとともに，開業後も物件の家賃や医師・スタッフの人件費など高いランニングコストが必要となる．そのため，クリニックの経営では，スタート時点で大きく損失が膨らむ．しかし，数年後に損益分岐点を超えてからは，多少の改装費や医療機器の買い替えはあったとしても大きな追加投資は必要がない．また，開業時に組んだ医療機器のリース料が減額されるなど，経営コストが大幅に縮減し，より利益が出やすい体質になる．そのため，クリニックを経営する期間が長ければ長いほど，利益が蓄積されるのだ．つまり，クリニック経営は，短期の高い成長率である「微分値」が高い，最近の西麻布のお寿司屋さんでよく見かける IT 企業や証券会社などの金融企業とそもそもビジネス形態が異なるのである．

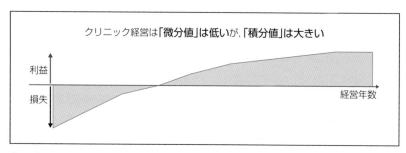

[図3] クリニック経営の経営年数・損益相関グラフ

　分院展開においても，勝ち続けるためにはこの「積分値」を大きくしなければならない．そこで，優秀な分院長に長く勤務してもらうことが何よりも重要なのだ．では，長く勤務してもらうためにはどのようにすればよいか．当法人でも数々の施策を行っているが，ここでのポイントは，分院長に「個人で開業するよりも得」だと思ってもらえるかだ．本章でもメソッド2で紹介したように，分院が成功するか否かを左右するのは「ドクター力」の高い，いわゆる「イケメン」な分院長の存在である．そして，このような「イケメン」分院長は，多くの患者さんからも慕われる，十分に開

JCOPY 498-04886

業医の適性もある医師であり,「個人で開業する方が得」だと思われてしまえば, すぐに退職し, 開業されてしまうことは想像に難くないだろう. そこで, 当法人では分院長に長く勤務してもらうため, 主に以下の施策を実施している. なお, 各施策の詳細については, 次章で改めて紹介することにしたい.

＜当法人の施策例＞

1. インセンティブ制の導入
2. ワークライフバランスの実現
3. 分院長の閉塞感・孤独感を解消するための各種施策,
   コミュニケーション
4. 分院長が「医療」に専念できる環境整備

以上の各施策の詳細を説明していないので少しわかりづらいかも知れないが, 1のインセンティブ制の導入は分院長の収入を増やしてモチベーションを上げる施策である. また, その次のワークライフバランスを実現するためには, 当然に外勤医師など医師の数を増やさなければならないため, 法人としては医師の人件費が上がる施策である. しかも, メソッド3で紹介したように, 当法人の分院展開では開業場所に特急停車駅の駅前物件というハイコスト物件を選択していることから, 当然に個人開業のクリニックに比べて物件の敷金や家賃が増加する.

このように言うと多くの読者の先生方は, 法人はどうやって利益を上げているのか疑問に思われることだろう. 実は, 当法人の分院では, 早期に「2診体制」に移行することにより法人としての利益を確保している. 第1章では, 本院の来院患者数が1日150人を超えた頃から段階的に「2診体制」に移行し, 1診時の良質な患者さんの取りこぼしを防止し, 来院患者数を飛躍的に伸ばしたことを紹介した. そして, 本院では後付け的な発想であったが, 分院展開では, そもそも開業する前から「2診体制」を導入することを前提に, 物件選びなどの開業準備を進めている. その上, 分院

の開業場所は前述の通り集患に圧倒的有利な特急停車駅の駅前物件であるから，開院当初から集患面でスタートダッシュを切ることができる．そのため，早期に「2診体制」に移行することができるというわけだ．

　では，なぜ「2診体制」により法人が利益を確保することができるのだろうか．それは，2診体制により売上（来院患者数）が倍増しても，経費は倍増しないためだ．すなわち，2診体制により，患者さんの待ち時間が少なくなることで取りこぼしがなくなり，来院患者数が大きく増加することはこれまで書いてきた通りだ．そして，分院の開業場所は集患に圧倒的に有利な物件であるため，2診体制により来院患者数が「倍増」することも非現実的なことではない．一方，経費はというと，物件は1診の時と変更なく，家賃は変動しない．もちろん2診体制に移行することで，当然に医師とスタッフが増員することになり人件費がその分増加する．また，患者さんが増えることで薬や医療消耗品費も増加するが，検査機器や医療機器は既存のものを共有でき，むしろ使用効率が上がる．そのため，来院患者数が倍増しても，経費は倍増せず，その分差益が大きくなり，法人の利益も増加するというわけだ．

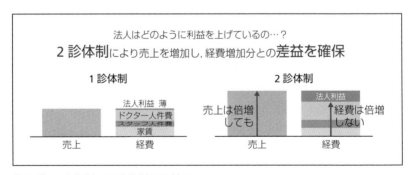

[図4] 1診体制・2診体制の比較図

　このように，分院展開では，積分発想を持ち，優秀な分院長に長く勤務してもらうとともに，早期に2診体制に移行することが重要なのである．

JCOPY 498-04886

■ メソッド5 最初の分院展開では「4つの『同』」を探せ！

さて，いよいよ最後のメソッドだ．メソッド5は，これまでのメソッドと違い，初めての分院展開を行うという先生方に向けた，分院展開を成功に導くための私からのアドバイスである．最初の分院展開を成功させるポイントは，「リスクを最小限に抑え，成功の可能性を最大化させる」ことだ．そのためには，以下の4つの「同」を揃えることが重要だ．

①「同科目」

最初の分院を「同科目」にするのは，分院長と，医療に対するフィロソフィーを共有しやすいためだ．そして，同科目であれば，分院開業前に，本院で自分のサブとしてトレーニングをすることもでき，診療レベルを標準化することもできるのは前述の通りだ．また，分院開業後も，同科目であれば管理がしやすいというメリットもある．自分も診療について十分理解しているため，分院長と診療内容の細かなすり合わせも行いやすいし，分院長が休暇を取らなければならない時にもネットワークを活かして外勤医師の手配が比較的容易であり，クリニックを休診にすることもない．同科目がどれほど最初の分院展開に有利であるかは，本章の「4. 二度目の挫折」に書いた通りだ．なお，分院展開を検討し始めたばかりの先生には，分院展開を実行に移す前に，まずは「理事長」としての自分の向き，不向きを検証することをお勧めしたい．そして，分院展開の向き，不向きを試すのは，本院での「2診体制」が最適の場なのだ．

②「同沿線」

鉄道の沿線が同じであれば，マーケットの理解が容易であるし，更に移動に時間が掛からないため分院開業後の管理やサポートも容易であるということも，既に本章冒頭の「1. 多店舗展開，そして最初の挫折」で述べた通りだ．しかも，同沿線であれば，分院開業前の診療介助や会計業務等の研修も本院で実施することができ，開院当初からスムーズな運営を行え，患者さんに対しても最初から安心したクリニックと見せることができ

る．また，分院のスタッフの一人が急に休んだとしても，本院から助人を
ヘルプに行かせることもできる．とにかく，同沿線で分院展開をスタート
させることはメリットの塊でしかない．

③「同級生・同期」

初めての分院長には，大学の同級生や同窓生，または医局の同期や後輩
が理想だ．自分が分院にいない状況で，分院をコントロールしなければな
らない．そして，分院展開の初期は自分のマネジメント能力も未熟なこと
から，自分と既に信頼関係のある同級生や同期が分院長になってくれるの
は安全で，心強い限りだ．また，同級生や同期であれば開業後もコミュニ
ケーションが取りやすく，突然の退職という事態が発生する可能性も低い
ことから，分院の経営としても継続性が確保しやすいというメリットもあ
る．かくいう私も，第1章で前述した通り，運よく2人の大学の同級生が
最初の分院長になってくれたおかげで最初の分院展開が上手く行き，現在
の多店舗展開という状況があるのだ．

④「同性」

これまで何度も，分院を成功させる上で，分院長と人間関係を構築し，
医療のフィロソフィーを一致させることが重要だと書いてきた．そして，
これは異性に比べて同性のほうがやりやすい．男女間に大きな違いはない
という人もいるかもしれないが，やはり，性差はあると感じている．男性
は男性，女性は女性の方が感じ方や考え方が似通うケースも多く，同性の
方が何かと前に進みやすいのが現実なのだ．当法人には今でこそ5人の女
性院長がいるものの，分院展開初期に女性院長となかなかコミュニケー
ションが取れなかったのは本章冒頭に書いた通りだ．これが同性の院長で
あれば，違った結果になっていたかもしれない．そのため，最初の分院長
は同性の医師の方が何かと適していると考えている．

以上が，私のこれまでの経験に基づく，5つの「分院展開の成功メソッ
ド」だ．これから分院展開を始められる先生方は是非参考にしていただき

たい．そして，最後に，これから分院展開を行う際には，その前に是非理事長としての「ビジョン」を明確にすることをアドバイスしたい．分院展開を目指す動機には，私のように最初からクリニックの多店舗展開を目指す方もいらっしゃれば，クリニックではなく大型病院の経営を志向する方もいらっしゃるだろう．また，同級生や医局の同期・後輩などの知人の開業を支援するという形で分院を出されるかも知れない．

しかし，これまで書いてきたように，分院は作るのは簡単であるが，「勝ち続ける」のは難しいのが現実だ．そして，勝ち続けることができなければ，私が経験した挫折のように閉院を余儀なくされ，せっかく投資した多額の資金が回収不能になってしまうリスクもある．また，閉院には至らなくても，分院展開では大小様々な失敗や不測の事態が常に発生し，開業医以上に多くの時間を拘束され，大きなストレスも襲い掛かってくる．

分院展開は，儲からなければやる意味がないし，そのためには勝ち続けなくてはならない．そして，儲かったとしても，自分自身が人生を楽しめなければ意味がないのだ．私の場合，運よく現在の理事長としての仕事と人生の喜びが一致し，日々のモチベーションにも繋がっている．また，第5章で後述するが，クリニックの多店舗展開に加えて，最近では「高度な医療の追求」と「海外展開」という新たなビジョンもでき，それらの実現に向けて前進し始めている．

分院展開の成功は，1日にしてならずだ．「ビジョン」をしっかりと明確にすることで，理事長である先生方も是非分院展開を楽しみながら行っていただきたい．

第4章 「チームを作る」
～医師・スタッフの採用・育成方法～

　これまで述べてきた開業や分院展開にしても，クリニックの運営には自分を支えてくれる医師(常勤医・分院長)やスタッフの存在が欠かせない．また，分院展開を行う場合にはもちろん，開業して軌道に乗ってからは，自分の代わりに本院や分院の運営を支えてくれる事務長など管理部の育成も必要となる．クリニックの経営は，院長・理事長である自分以外に，多数の医師・スタッフが協同して初めて成り立たせることができる「チームビジネス」なのだ．

　しかし，一方で最もマネジメントが難しいのも「人」である．当法人には，現在分院長を含む常勤医師が22名，外勤医師が71名，看護師・スタッフは176名（内，医事課・管理部　9名）が在籍している．もちろん，開業当初や分院展開を開始したばかりの頃に比べると，一人の医師，スタッフが突然退職しても屋台骨が揺らがないようにはなったものの，それでも日々医師やスタッフに関する心配やトラブルが尽きない．そのため，今でも人のマネジメントが私の重要業務の一つになっている．

　読者の先生方も，開業や分院展開をするにあたり，医師やスタッフ，はたまた管理部の採用や育成方法について大きな関心を寄せていることだろう．そこで，本章では，「チームを作る」ことに特化し，これまでの経験をもとに，医師やスタッフ，管理部ごとにその採用や育成方法について紹介したい．

■ 1. 医師（常勤医・分院長）の採用・育成方法

1) 医師の採用

　本院の開業時にいきなり常勤医を採用することは稀であるが，本院が軌道に乗った後や，さらに分院展開を行う場合には常勤医や分院長の採用が欠かせない．かくいう私も，第1章で書いたように，本院を開業して1年が経過し，来院患者数も1日150人を超えてからは2診体制を導入した．もちろん最初は医局の同期や後輩に外勤医師としてアルバイトをしてもらうことから始めたものの，その後全ての曜日・時間帯で2診体制とした後は積極的に常勤医の採用に取り組み，今では常勤医師が22名となっている．

　常勤医が増えることは，当然その分の人件費も発生するため，常勤医の採用に尻込みされる先生方もいらっしゃるかもしれない．しかし，高い人件費を支払って常勤医を採用することは，それ以上にメリットがあることだと考えている．最も大きなメリットは，これまで述べたように，2診体制や分院展開により収益や自分の報酬が増加するという経済的なものだ．2診体制により，患者さんの待ち時間が減り，良質な患者さんの取りこぼしを防ぎ，さらに患者数（＝売上）が増加するというのは前述の通りである．また，開業医も分院長も孤独であり閉塞感を感じてしまうものだが，常勤医が増え，チームが出来るとこれらも解消され，さらに新しい臨床知識やスキルも習得でき，診療のパフォーマンスが上がるというのは前章の分院展開のメリットで書いた通りだ．そして，開業医や理事長はプレイングマネージャーであることがほとんどだ．週4.5〜5.5日の本院での診療をフルにこなすだけでなく，休診日や診療時間の合間，そして終了後にはスタッフの面接や給与計算，リースの支払い等の銀行業務，製薬会社や医薬品卸，医療機器メーカーとの打合せ，所属学会や医師会の対応等の全てを自分で行わなければならず，院長一人の流行っているクリニックであれば，自分の時間や家族との時間は休診日のわずか数時間に限られてしまい

かねない．ましてや，長期休暇など「夢のまた夢」だ．しかし，これでは
リスクを取り，努力をして開業しても元も子もない．収入は増えるかも知
れないが，家族からは家族の時間がないことに文句を言われてしまうから
である．常勤医を採用すれば，給料を支払う代わりに，自分の代わりに働
いてもらうことができる．すると，週末や夏休みなど家族と一緒に過ごす
時間を増やすことができる．もちろん，自分のことに集中できる時間もで
き，新たな臨床知識の習得や論文の執筆も可能になるのだ．

　このように，常勤医を採用することには多くのメリットがあるが，当然，
医師であれば誰でもよいというわけではない．自分のサブの常勤医であれ
分院長であれ，ビジネスパートナーとなる以上，「ドクター力」が高く，医
療に対するフィロソフィーを共有できる医師を採用しなければ意味がな
い．それでは，どうすればこのようなビジネスパートナーとなり得る医師
を採用できるのだろうか．これに関しては，様々な考え方もあるかと思う
が，私なりに次のように採用手法ごとにまとめてみた．

① 人材紹介会社の利用

　医師の採用において最初に思い浮かぶのが，人材紹介会社の利用であ
る．医師の求人を行う場合に，大手を中心に複数社の人材紹介会社に求人
内容や条件を伝えると，彼らの既存登録医師や医師向け求人サイトでの求
人掲載により新規で応募のあった医師の中から条件に合う医師を紹介して
くれる．面接を経て採用を決めると，人材紹介会社に対して紹介料が発生
するというシステムである．医師の場合，紹介料は初年度の年収の20～
30％が相場であるが，採用しない限りは費用が発生しない．

　当法人でも，医師の求人に際しては人材紹介会社を活用しているが，紹
介される医師のレベルや人間性を見ると，残念ながら後述する他の採用手
法に比べて「ヒット率」は高くない．もちろん，人材紹介会社経由で応募
いただいた医師の中にも，臨床能力や人間力ともに申し分なく，当法人に
入社して主力に育っている医師は多数いる．しかし，反対に，入社しても

当法人のスタイルに合わず，突然退職してしまったり，患者さんやスタッフと合わずにクリニックの評判を下げてしまうことが懸念され，こちらから退職していただくケースも複数あった．このような経験から，医師の求人においては，人材紹介会社は他の求人方法を「補完」するものという程度に考え，「いい医師が来ればラッキーである」という程度の期待に留めておくのが望ましい．やはり，狭いこの世界でコネクションがなく，人材紹介会社を通さないと仕事が見つからない医師には何か問題がある確率が高いのかもしれない．

② 大学・医局のネットワークを活用

そこでお勧めしたいのが，自身の出身大学や医局のネットワークを活用するという方法である．理由は単純で，大学の同級生・同窓生や医局の同期・後輩とは人間関係が既に出来上がっており，また同じ医局であれば診療内容も近似的なことが多く，医療に対するフィロソフィーを共有しやすいためである．

実際に，私が開業後，本院で最初に外勤に来ていただいたのも医局の同期や後輩であったし，最初の分院展開でも院長になってもらったのは2人の大学の同級生であったことは第1章で述べた通りだ．また，その後も武蔵小杉に出店したクリニックの院長も大学の先輩であり，某大学の准教授を経て当法人に入社してくれた．そして，今では彼の准教授時代の優秀な後輩医師たちが多数，当法人の分院長や常勤・非常勤医師として活躍してくれている．

③ 外勤医師

さらに，本院やグループクリニックに来てくれている外勤医師も有望な採用活動の対象である．外勤医師は，外勤という立場で既に一緒に働いており，その仕事ぶりや患者さんに対する姿勢を間近に見ることができる．診察現場を見れば優秀な医師かどうかがわかるし，診察後に一緒に食事に行けば，仕事やプライベートに関する様々な話をすることで，人間性も理

解でき，採用にあたって「ハズレ」を引くリスクが格段に少ないためだ．

　また，この方法は，外勤医師の当法人への転職に対する「心理的なハードル」を下げる効果もある．大病院で働く外勤医師にとって，その安定した，しかも知名度も高い大病院から当法人に転職し，市井の町医者になるのは彼（彼女）の人生において「一大決心」となる．人材紹介会社から紹介されただけの，初めて知るクリニックや医療法人であれば，その「心理的なハードル」がより高くなるのは当然だ．しかし，過去に外勤として勤務したことのあるクリニックであれば，理事長（自分）の人となりや，クリニックの診療状況も把握できており，入社した後の業務のイメージを思い描くことができ，転職の「心理的なハードル」が下がってくるというわけだ．

　かくして私は，本院やグループクリニックの外勤医師で「これは！」と思う医師とは，シフトを合わせて外来を一緒にしたり，食事に誘ったりと積極的にコミュニケーションを取るようにしている．もちろん相手にとっても「一大決心」となる以上，即効性の高い手法では決してなく，仮に入社となるケースであっても少なくとも1〜2年を要する「息の長い」手法だ．しかし，このようにして外勤医師から当法人に転職してくれた医師も何名もおり，今では分院長や副院長として当法人で大いに活躍してくれている．

④ 大病院部長，他大学医局長などの情報網の活用

　当法人では，分院が増えるに従い優秀な分院長や常勤医の採用をより広範囲に行う必要が出てきたため，現在では大病院の部長医師や，外勤医師を派遣してくれている他大学の医局長とも積極的に交流を図っている．地域の大病院にはグループクリニックから多くの患者さんを紹介しており，また他大学の医局長にとっても当法人が複数の医局員の派遣先であることから，こちらから挨拶の申入れをすると案外日頃の恩義を感じていただき，気さくに会ってくれる部長や医局長が多いのだ．ここで重要なのが，

人事権を持っている「源流」の先生と信頼関係を築くことだ．このような源流の先生と信頼関係を構築できて初めて，その先生の部下を当法人に差し向けてもらうことができるからだ．

　ただし，こういった源流の先生方とパイプが出来た後も，私はすぐに当法人に転職してくれる常勤医や分院長の紹介を依頼するわけではない．まずは，週1日の外勤医師の派遣をお願いするのだ．この理由は，先ほど外勤医師の手法で記載した通りだ．外勤としてバイトしてもらうことで，その外勤医師に当法人での勤務を実感してもらうとともに，こちらとしても一緒に診療することでその医師が「稼げる医師か」を見極めさせてもらうためだ．

　このように，大病院の部長や他大学の医局長と，最初は外勤医師の派遣という形でお付き合いを開始すると，その先生方とも徐々に信頼関係が深まってくる．すると，今度はあちらから開業や学外への転職を希望している医局員や，人事闘争に巻き込まれて不遇を受けている医局員など，自分の可愛がっていた「即戦力の」医師を紹介してくれるようにもなってくる．この方法も，すぐに優秀な医師を採用できるという即効性のある施策ではない．長い年月をかけて種まきすることで，将来芽が出てくる可能性もあるのだ．

　このように，優秀な常勤医・分院長の採用は2年，3年かけて口説くのが，一見非効率に見えるものの，結局は最も効率のよい採用手法なのだ．常勤医・分院長にとっても自分の人生がかかっており，転籍は彼らにとっても「一大決心」である．クリニックは1日にしてならず，仕込みが重要だ．優秀な常勤医・分院長には，辛抱強く，時間をかけて入職してもらおう．

2）医師の育成・管理
　さて，これまで紹介した様々な採用手法を駆使して，「この人だ！」と思

JCOPY 498-04886

える優秀な医師を採用しても，前章で述べた通り，クリニック経営は「積分値」が大切であり，クリニックを経営する期間が長ければ長いほど，利益が蓄積されるものだ．そして，そのためには採用した優秀な医師に出来るだけ長く勤務してもらうことが重要である．他人に任せなければ成り立たない分院展開においては，なおさらだ．また，前章では，来院患者数（＝売上）を決める重要な要素の一つとして，「ドクター力」があると紹介した．クリニック経営においては「積分」発想が重要であることから，この「ドクター力」も当然に瞬間的なものであってはならず，継続的なものでなければならない．従って，この「ドクター力」をより正確に表現すると，ドクター力＝（臨床能力＋人間力）×モチベーションとなる．人間とは現金なものである．自分の為に何か見返りがあれば頑張れるが，純粋な意味で他者の為，組織の為には力を出し切るのには限界がある．経営者はそれを踏まえた上で彼らの能力をより多く引き出し，継続させなければならない．彼らのモチベーションが上がる環境づくりは経営者の責任なのだ．

　さて，前章では，優秀な分院長に長く勤務してもらうための施策のポイントとして，分院長に「個人で開業するよりも得」と思ってもらえるか否かだとお話した．そして，当法人では，このポイントに沿って具体的に4つの施策を実施している．もちろん，これらは分院長だけでなく，常勤医師にも一部適用される施策である．そこで，ここではこれら4つの施策の詳細について紹介したい．

■ 施策1　インセンティブ制の導入

　長く勤務してもらう最初の施策は，「報酬」制度に関するものだ．給料は，自分や家族の生活に直結するものであるから，「患者さんのために」とどれほど高い志を持っている医師でも，モチベーションに繋がる重要な要素であるということには異論がないだろう．医師といえども人間なのである．そして，人間である以上弱いもので，毎月の給料が変わらなければ少しでも楽をしたいと思ってしまうのだ．そこで，当法人では，分院長の報酬体系として，最低給与額を保障することに加えて，来院患者数，すなわ

ち売上に応じたインセンティブ制を導入している.

　このインセンティブ制というのは，売上の何パーセントを翌年の年俸に上乗せして支給するというものだ. そして，そのパーセンテージは当然に利益率を考慮して設定するため，当法人のように複数の科目のクリニックがある場合には，科目によりインセンティブのパーセンテージを変動して設定している. このような報酬体系を導入することにより，医師は最低給与額が保障されているので安心して診療に専念できるとともに，頑張れば頑張った分だけインセンティブが増えることから，向上心を持ち，高いモチベーションを維持することができるようになっているのだ. さらに，当法人では，インセンティブのパーセンテージを勤続年数に応じて調整している. 勤続年数が長くなればなるほど，インセンティブの率が少しずつ上がっていくことで，長く働き続けることのメリットを最大限に感じてもらえるようにするためだ.

　なお，このインセンティブについては，率の設定が非常に重要であることは言うまでもない. 法人として，利益を取り過ぎても，取らな過ぎてもだめであり，そのバランスが非常に難しい. このインセンティブの設定においても，当然ながら「個人で開業するよりも得」と思ってもらえるかという視点がポイントになるのだ.

■ 施策2　ワークライフバランスの実現

　当法人では，店舗数の増加に伴い，性別も含めて多種多様な背景を持った医師を採用している. 前章では，分院長に関して，「イケメン」や「同性」が理想であると述べてきたことから，理事長である私の好みで，さぞかし多くの「イケメン」な分院長，常勤医師を揃えていると思われるかも知れないが，実際には女性医師も多く，分院長だけでも5名の女性院長が活躍してくれている. また，性別を問わず，子育て世代の医師も多い.

　医師の世界でも，労働やお金に対する価値観が多様になっている. 前述

JCOPY 498-04886

した給料面だけでモチベーションが上げられるような単純な時代ではない．特に女性医師の増加に伴い，クリニック側も今までのフルタイム勤務か，休職・離職かという二者択一ではなく，午前中のみの勤務や，週3日だけの勤務といった，育児や子育てと両立しやすい働き方のオプションを用意しなければならない時代になっているのだ．そこで，当法人でも，勤務日を少なくしたい，あまりハードワークし過ぎない方がよい，等の様々な希望にも対応できるように努力している．

　例えば，ワークシェアリングだ．当法人では，女性医師2名で1つのクリニックを運営するなど，女性医師が仕事と家庭を両立しながら働きやすい職場環境を作っている．また，前章で述べた優秀な医師のリクルーティングの目的以外にも，ワークライフバランス実現のために積極的に外勤医師を活用している．これにより，例えば子育て世代の医師にとっては子供の運動会などの学校行事の際に休暇を取ることができたり，子育て世代でなくてもリフレッシュ休暇がとれるなど，給料面以外の部分においても当法人での「働き甲斐」を見出してもらっている．

■ 施策3　分院長の閉塞感・孤独感を解消するための各種施策，コミュニケーション

　分院長も，開業医と同じく，日々同じ診察室の中で目の前の患者さんの診療に孤軍奮闘していることから孤独であり，閉塞感を抱いていることは前述した通りだ．また，分院長も医師として，新たな臨床知識やスキルを身につけたいと思うのは当然であり，当法人でも分院長の閉塞感・孤独感を解消するための施策や，スキルアップの機会を実施・提供できるよう積極的に努力している．

　例えば，当法人では，3〜4カ月に1度，グループの全ての分院長を集めた「ドクターミーティング」という会議を開催している．この会議では，各分院長から寄せられる日々の診療やクリニックの運営に関する諸問題を全員で話し合っているほか，令和元年の11月に開設した耳鼻咽喉科のサージセンターの医師が最新の術例を共有したり，また時には外部の医療

123

機関から講師を招聘し，最新の医療情報を提供してもらっている．また，第5章で後述するように当法人では新たな「ビジョン」として，中国やカンボジアでの医療支援活動を行っており，分院長にも同行してもらうことで，海外診療等の新たなチャレンジの機会を提供している．

このほか，私自身も，分院長と積極的にコミュニケーションを取るよう心掛けている．例えば，定期的・日常的に各分院に足を運んで陣中見舞いをしているほか，食事やゴルフに誘って公私にわたってじっくり話を聞くようにしている．ちなみに，分院長と食事に行くときには，数人を集めるのではなく，「サシ飲み」をすることが大事だ．サシ飲みをすることで初めて，分院長の考えや悩みを聴き，その人となりも十分理解することができるし，分院長にも「理事長に気にかけてもらっている」と感じてもらうことができるからだ．

■ 施策4 分院長が「医療」に専念できる環境整備

本章の医師の採用の箇所でも述べたが，クリニックの院長は，日々の診療だけでなく，スタッフの面接や管理，給与の計算，給与やリース料の支払いといった銀行業務など，医療以外の管理業務の負担が非常に大きい．しかも，開業医や分院展開を始めた頃の理事長はプレイングマネージャーであることが多く，これらの管理業務は診察時間の合間や終了後にやらなければならないというのは前述した通りだ．

そこで重要なのが，グループ力である．すなわち，グループ力を活かして管理部機能を充実させることにより，これらの管理業務を管理部が代行でき，分院長の管理業務の負担を大幅に軽減することができるのだ．極論を言えば，外勤医師のシフト調整やスタッフの採用・管理，備品や消耗品の補充などクリニックの運営業務のほとんどを管理部に丸投げでき，分院長は来院した患者さんの診療業務のみに専念できるという体制を取ることができるのだ．そして，分院長にとってこれは，まさに「個人で開業するより得」だと思えるポイントでもあり，医療法人からしても分院展開を行

JCOPY 498-04886

うチャンスでもある.

やはり医師は, 医療に専念することが最も効率的なのだ. なお, 当法人の管理部体制については, 本章後半の「3. 管理部の設置と育成」で後述する.

■ 2. 看護師・スタッフの採用・育成方法

1) どのようなスタッフを採用すべきか

開業でも, 分院展開にしても, クリニックの成功には優秀な医師（常勤医・分院長）の採用と育成が重要であることは既に述べたが, 効率の良い運営を行っていくためには, 優秀な看護師などのスタッフの採用と育成も重要であることは言うまでもない. そして, 医師がどれだけ診療に専念できるかは, この点にかかっている. しかし, スタッフは, 人数をかければいいというものでもなく, また, 採用後すぐに戦力になってくれるというものでもない. そのため, どのような人材を採用すべきか, が重要なのである.

ここで, スタッフという人材のタイプは, 以下の 4 つに分類できる.

① 仕事ができ, かつ理念を共有して組織への協調性が高いタイプ
② 仕事はできないが, 組織への協調性が高いタイプ
③ 仕事はできるが, 組織への協調性が低いタイプ
④ 仕事ができず, かつ組織への協調性も低いタイプ

さて, クリニックの開業や分院展開を行うに際して, この 4 つのタイプの内, どのタイプの人材を採用すべきだろうか. まず, ① の「仕事ができ, かつ理念を共有して組織への協調性が高いタイプ」が最も理想的だというのは言うまでもない. しかし, このような人材はそうそういる訳ではない. ましてや, 少子高齢化, 人口減少により「人材不足」が全ての産業で重大な経営課題となっている現在では, 市井のクリニックがこのような

人材を採用するのは至難の業だ.

　そこで，次に採るべき人材は，③の「仕事はできるが，組織への協調性が低いタイプ」だと思う方が多いかもしれない．かくいう私も最初はそう思っていた．仕事の覚えが早く，採用後すぐに戦力になってくれれば，人材不足でてんてこ舞いのクリニックの運営も楽になり，ありがたく思ってしまいがちだ．しかし，長年多数のスタッフを雇い，見てきた経験からすると，私は，仕事の覚えは悪いかもしれないが，協調性のある②のタイプを採るべきだと思う.

　仕事は，少しずつでも覚えれば確実にできるようになる．反対に，協調性のなさは治すことができない．これは，前章で分院長の「ドクター力」の箇所でみた，「臨床能力」はトレーニングで改善できるが，「人間力」はトレーニングで改善できないということと同じである．人間にはそれぞれタイプがあり，要領がよく，仕事の覚えも早い者と，仕事の覚えは悪いが努力家で，時間をかけて成長する者がいる．そのため，人の採用において重視すべきは，「人間力」であり，仕事の覚えが早い・遅いという点については，じっくり育てていくという辛抱強さが経営者には必要なのだ.

　さらに言うと，仕事ができず，協調性もない④のタイプの方が，仕事ができる③のタイプよりもマシだと考えている．なぜなら，④のタイプは，その給料分が無駄な経費になっているが，組織全体に対する毒が少ないからだ．一方，③のタイプは仕事ができるので，周りへの影響力があり，変なプライドもある．そのため，この③のタイプが最も扱いにくく，組織への悪影響が大きい．そして，このタイプは，「仕事ができないから」という理由でクビにもできないし，そのプライドから辞める時にも揉めることが多い傾向にある．前述したように，クリニックの経営は「チームプレー」である．そこで，経営者としては，チーム全体のパフォーマンスが上がることを第一に考えなければならない．それを考えると，クリニックのスタッフとしては，①と②のタイプ，すなわち理念を共有できて，組織へ

JCOPY 498-04886

の協調性が高い人材を採用すべきなのである.

　このように，クリニックのスタッフの採用に関しては，組織への協調性という「人間力」が最も重要視されるべきである．このことは，スタッフに「チームの一員」として，できるだけ長く勤めて欲しいという経営者としての願いとも一致する．すなわち，1人のスタッフを採用して戦力になるように育てるのには，まず求人広告を出し，面接をする．そして，採用後は指導係を付けながら仕事を教えなければならず，一人前のスタッフになるまでに最低でも6カ月はかかるものだ．そのため，その採用・育成にかかわる経費も大きく，求人広告が1回で10〜20万円，戦力になるまでの期間の新人の給与として20万円×6カ月＝120万円，指導係のスタッフの人件費として，総支給額の半分と計算しても10万円×6カ月＝60万円，これらを合計すると少なくても200万円ほどの経費がかかることになる．ところが，このようにせっかく教育したとしても，すぐに辞められるとこの経費が全て無駄になってしまうのだ．そのため，この経費の観点からも，前述した③の仕事はできるが，組織への協調性が低いタイプは厄介だ．このようなタイプは，新人を自分の味方に引っ張るか，逆にいじめて辞めさせるか，とにかく良い影響がないからだ．反対に，組織への協調性が高い①や②のタイプの人材を揃えて，組織全体に協調性が浸透していれば，新人スタッフも間違った道へ進みにくくなる．時間はかかっても，組織への協調性が高い人材を育てた方が，結局はクリニックの運営にとって近道になるのだ．

2）スタッフの育成・管理

　次にスタッフの育成・管理についてである．先ほど人材には4つのタイプがあるということを紹介した．最初の採用段階でしっかりとフィルターにかけて，組織への協調性が高い人材を選別できればよいのだが，少ない面接の機会でこれを見分けることは非常に難しい．しかも，人手不足だから採用をかけるのであり，仕事ができるかという客観的な条件を充たせば採用したくなるものだ．そこで，採用後のスタッフ育成や管理の段階で，

常に組織内に協調性が浸透するよう気を配る必要がある．すなわち，前述した③や④の組織への協調性が低いタイプの人材をなるべく生み出さないようにする努力が必要なのだ．そのためには，スタッフの仕事に対するモチベーションを上げ，組織への協調性を醸成しやすい環境や仕組みを作る必要があり，次の2つがポイントとなる．

1つ目のポイントは，スタッフ自身が，スキルアップできたり，組織への貢献度によって評価されると感じられる仕組みや制度を整えることである．そして，その目標が明確であり，到達度合いが客観的であることが望ましい．スタッフへもわかりやすく明示してあげることが重要だからだ．そこで，○○学院の55段階ではないが，スタッフに習得して欲しいスキルや組織が求める貢献度，リーダーシップなどを細分化して明示し，人事評価にリンクさせるのだ．例えば，役職を付けて自覚を促したり，スキルの習得や貢献度を給与面や待遇面に反映させていく．こうすることでスタッフは，自分の進むべき進路を明確化することができ，目標意識や組織への帰属意識が芽生えてくるのだ．反対に，こういった明確な進路がなければ，スタッフも仕事にやりがいを感じられず，組織全体ではなく，自分のやり易さだけを追求してしまいがちである．当法人でも，この評価制度を導入する以前は，主任になった途端に天狗になってしまい，他のスタッフを自分の利益のためだけに動かすようなスタッフも出てきてしまっていた．当然ながら，こういう人材が出てしまうことは組織全体にとって大きなマイナスなのだ．

2つ目は，基本的なことではあるが，組織のトップが常に気配りを怠らないことである．当法人も，組織が大きくなりスタッフの数も年々増えてきたので，私も一人一人のスタッフに十分な時間をかけることができなくなってしまったが，それでも，私自身が法人内の各クリニックを巡回してスタッフに声をかけたり，差し入れをしたり，更には忘年会などの行事にも極力出席するようにしている．クリニックの繁忙期になると医師は疲労してくるが，スタッフも同様に疲労するものだ．自分が疲れているからと

JCOPY 498-04886

いって，スタッフに心ない一言を言ったりしてはいないだろうか．そういう，誰もが疲労する繁忙期にこそ注意が必要だ．院長は自分の忙しさの対価として報酬があるわけで，当然に頑張るだけのモチベーションを維持することができる．反対に，スタッフは雇われの身である．そのため，院長は，スタッフがモチベーションを上げることはそもそも「特別なこと」だと認識しておく必要があるのだ．一方で，スタッフのモチベーションが上がり，組織全体のパフォーマンスが上がれば，それは全て院長の「利益」として返ってくる．そこで，常に感謝の気持ちを忘れずに，スタッフへの労いを忘れないようにすることが重要だ．

　このように，当法人では，医師にもスタッフにも，モチベーションを維持して，継続的に勤務してもらう様々な施策や仕組みを実践している．また，私も，日々医師やスタッフとコミュニケーションを取る努力をしているのだが，組織が大きくなった現在ではなかなか個別に時間を取るのも難しくなってしまったことは前述した通りだ．そこで，最後に当法人が行っている特徴的な施策を紹介したい．それは，「運動会」だ．私もそうであるが，当法人の医師やスタッフには体育会系が多い．私と国領皮膚科の院長は大学時代から（キック）ボクシング，国領耳鼻咽喉科の院長はロードレース，府中耳鼻咽喉科の院長は水泳といった具合だ．私が自分と同じ体育会系の人材を好んで選んでいるだけかも知れないが，当法人には自然とそういう人材が集まっている．そのため，グループ全体のイベントとして，7〜8年前から毎年10月頃に府中の陸上競技場を借りて運動会を開催している．参加者は，グループの医師やスタッフ（もちろん強制参加ではないが）に加えて，外部からは私の大学・医局の同期や後輩，製薬会社のMRたち，更には顧問弁護士・税理士や国領皮膚科の院長が通っているキックボクシングジムの会長などバラエティーに富んでいる．競技内容は，短距離・長距離走，リレーを定番に，ムカデ競争，走り高跳び，砲丸投げ等を開催年により加えているのだが，これが意外にも医師やスタッフの「隠れた才能」を発掘するのに役立っている．例えば，普段白衣を着た看護師が長距離走で断トツに速かったりという具合だ．その看護師に聞けば，学生

時代に陸上を行い，県大会にも出場するほどの選手だったという．その後も，クリニックや忘年会等でこの看護師に会うと，この話題で周囲のスタッフとともに話に花が咲くという嬉しい副次効果があった．ちなみに，運動会での私はというと，日々トレーニングを行っているにもかかわらず，残念ながら年々衰えを感じる機会となっている．一昨年の運動会では，序盤の短距離走で肉離れを起こし，早々に病院に担ぎ込まれてしまった．なんともお恥ずかしい限りである．

■ 3. 管理部の設置と育成

1）管理部の必要性

　優秀な医師の採用・育成，そして組織への協調性の高いスタッフの採用・育成ができると，次に必要なことは管理部の設置と育成である．特に，当法人のように多数の分院展開を行っている場合は，避けて通れない話である．管理部は，通常は事務方と呼ばれることも多いが，事務方と言っても医療事務の事務方ではなく，クリニックの管理業務を専門とする，いわば裏方の責任者のことであり，これが管理部ということになる．そして，この裏方の仕事は多岐にわたる．例えば，経理，人事，総務，医事，システム管理，渉外などであるが，組織がまだ小さい頃はそれぞれに専門の担当者を配置するほど余裕はない．そのため，1人である程度広範囲な分野をカバーできる「オールラウンドプレーヤー」が必要であり，このような事務長を育成しなければならないのだ．

　一般的なクリニックは，院長と数名の女性スタッフという構成であることが多いが，これでは結構しんどくなってくる．例えば，スタッフを採用するときだ．求人広告の会社に院長自ら電話をし，広告の営業担当者と面談しながら，自分で応募条件や待遇面などの原稿を作成して求人広告を掲載する．掲載後は，届いた履歴書を一枚一枚よく吟味し，応募者と面接の日程調整を行ってアポイントを取るのだが，先方が勤務中などで電話に出ないと留守番電話にメッセージを残す．すると，診療中にコールバックが

来る．そしてまた折り返す，という事を何度もやる．こうして，やっとの思いで面接日程を決めて，実際に面接をする．しかも，面接の時間は昼休みや診療後など，自分の時間を削って行わなければならないという具合だ．もちろん，これ以外にも院長の仕事（雑務）は山積みであることは，これまで何度も書いてきた通りだ．

　そして，これらの雑務に費やした労力や時間には，「収益」は伴わない．そのため，経営効率を考えると，自分の労力や時間を無益に費やしてしまう雑務を，裏方である事務長や管理部に早い時期に任せることが重要となる．一見，管理部に支払う給料を考えるとコストパフォーマンスが悪いと思えるが，そういった雑務で労力や時間を失ってしまい，院長が本業である診療に注力できないことの方が大きな損失なのだ．医師は，医療に専念することが一番効率的だというのは前述した通りだ．医療以外のことで，自分以外でもできることは，他人に任せた方がよい．昼休みに採用面接で神経をすり減らしてしまい，午後の診療が疎かになり，検査を端折ったり，笑顔を失って患者さんが来なくなってしまえば元も子もないのである．

　ただし，当然，最初から上手くいくことはない．事務長や管理部スタッフに面接を任せたものの，明らかに能力が低かったり，人間性が悪かったり，周囲と調和の取れない人を採用されたのでは反対に困ってしまう．そこで，ここでも院長は，相互理解や信頼関係を日頃から醸成するために，事務長や管理部スタッフと継続的にコミュニケーションを取ることが必要なのだ．

　組織が大きくなればなるほど，管理部の成長も要求される．そのため，事務長や管理部スタッフとしては，医療業界に長く在籍してきたという経験よりも，組織と共に成長できる人材が好ましい．これは，分院展開を行う際にはなおさらだ．分院展開の成否は，管理部育成の成否といっても過言ではない．一方，個人開業のクリニックであっても，ある程度の規模になったら事務長と称されるような管理部スタッフを1人は置いた方がよい

だろう．ただし，事務長とするのは自分の身内，特に妻や夫は避けた方が
よい．なぜなら，院長からすると頼みごとをしやすく，信用がおけるとい
うメリットはあるものの，他のスタッフから見ると「身内感」が強くなっ
てしまう．そして，事務長は，院長とスタッフの間を繋ぐということが一
番重要な職責である．そのため，事務長としては，ある程度の「中立性」
がある方が好ましいからだ．

2) 分院展開をする際の管理部体制

　それでは，分院展開を行い，店舗数が増えた後の管理部はどのような体
制が望ましいのか．ここで，当法人の管理部体制をご紹介したい．なお，
当法人も，更に効率のよい管理部体制を模索している最中だ．今後，体制
を見直す可能性が十分あることをご留意いただきたい．

　まず，日常的なクリニックの管理であるが，当法人は「エリアマネー
ジャー制」を採用している．そして，現在は4名のエリアマネージャーが
在籍しており，地域ごとにそれぞれ3〜5医院を管理している．エリアマ
ネージャーの仕事は，医師の採用と毎月の給与計算以外の，クリニックの
運営管理業務全般であり，多岐にわたる．例えば，看護師やスタッフの採
用や入社後の人事管理はエリアマネージャーが全てを担当している．もち
ろん，分院長もスタッフの採用面接に入るケースはあるものの，人材募集
広告の出稿や面接日程の調整，面接後採用までのフォロー等は基本的に全
てエリアマネージャーが担当する．また，入社後の諸手続きや研修につい
ても，総務担当者やクリニックのスタッフと協力をしながら，エリアマ
ネージャーが取り仕切ることになる．そして，スタッフ間や，分院長とス
タッフの間でトラブルが発生した場合には，エリアマネージャーが法人・
クリニックを代表して対処にあたる．さらに，医療機器や電子カルテ，薬
や医療消耗品，事務機器等のクリニックの備品の購入や管理もエリアマ
ネージャーが対応する．もちろん，医療機器の購入や修理，内装の修繕等
多額の経費がかかるものについては，毎週の管理部ミーティングの際に報
告があり私が決裁しているが，それ以外の日常の運営については私が関与

JCOPY 498-04886

することはほとんどなく，エリアマネージャーたちが対応している．このように，エリアマネージャーの業務内容は広範囲にわたり，当然，エリアマネージャーには診療業務や会計業務等あらゆる業務を把握することが要求される．そのため，当法人では，現場スタッフがエリアマネージャーに昇格する場合以外の新規入職者は，エリアマネージャー候補として採用された後，最初の半年間程度はグループクリニックの診療現場や受付に入り，スタッフが行う業務を実際に学ぶ「現場研修」を行っている．この現場研修を経ることで，エリアマネージャーになってからも，例えばスタッフの急な病欠でスタッフが足りない場合には自ら現場に入ってフォローすることができるようになる．また，新院の開業の際にも，内装のレイアウトや医療機器・事務機器の選定等，現場感覚を持って進めることができるのだ．

次に，各クリニックのレセプト処理を統括する医事課である．当法人の医事課は，現在2名が在籍しており，ともにグループクリニックで医事業務を長年支えてきた，現場から昇格したスタッフだ．そのため，彼女たちはクリニックの医事業務はもちろん，医事スタッフの育成方法や日々の医事業務で判断を悩むポイントまで熟知している．そこで，毎月のレセプト処理の統括業務のほか，彼女たちは日々各グループクリニックから寄せられる医事関連の質問に答えたり，実際にグループクリニックの現場に入って医事スタッフの育成をサポートするなど，グループ全体の医事業務の発展に貢献してくれている．

このほか，当法人の管理部には，グループ全体の経理，人事，総務業務を統括している経理・人事・総務担当者が1名，当法人の広報業務と海外分院展開を担当する事業開発担当者が1名おり，統括本部長が管理するという，総勢9名の体制となっている．今後も，更なる分院展開を予定していることから，組織の成長に合わせて，管理部を更に充実させていく計画だ．

第5章 「これからの時代に独自性を発揮する」
〜高度な医療サービスの提供と海外展開〜

　これまで，一般外来クリニックの開業と分院展開について，私の経験をお話してきた．私が開業したのは今から18年前ではあるが，これまで書いた開業や分院展開を成功させるための「要素」は，今でも通用するものであると考えている．一方で，クリニックをはじめ，医療機関を取り巻く経営環境は大きく変わっている．簡単に言うと，開業すれば「誰でも儲かる」という時代ではなくなったのだ．

　ご存知の通り，急速な少子高齢化と人口減少により，日本の医療財政は逼迫している．そして，少子化と人口減少で国の保険料収入の増加が見込めないことから，財政再建施策としては支出の抑制が主体となっている．すなわち，2年毎の改訂で，診療報酬も段階的に下げられているのだ．私たちクリニックの経営者にとっては，クリニックの収入減に直結する楽観視できない状況だ．

　また，厚生労働省が毎年公表している「医療施設（静態・動態）調査・病院報告」によれば，有床の病院・診療所は減少している一方で，都市部を中心に無床のクリニックは逆に年々増加している．すなわち，競合クリニックとの競争が厳しさを増す一方で，診療報酬の改訂により売上が減少していくという，まさに医療業界も「レッドオーシャン」な状況になっているのだ（表1，図1）．

　さらに，帝国データバンク社が公表している「医療機関の倒産動向調査（2019年）」によると，2019年の医療機関（病院・診療所・歯科医院）の

倒産（負債1000万円以上，法的整理）は45件（病院8件，診療所22件，歯科医院15件）となり，2009年（52件），2007年（48件）に次ぐ過去3番目の水準で，2010年以降の10年間では最多になったという．全国に10万軒以上あるクリニック数からすれば，22件という倒産件数自体はまだ多くはないが，それでも特色のない，中途半端なクリニックが淘汰される時代はすぐそこまで迫ってきているのだ．

このように，現在の医療業界を取り巻く厳しい経営環境下においても勝ち続けるためには，クリニック・医療法人として「独自性」を持つことが欠かせない．私も経営者として，長年このような危機感を感じてきた．そして，刻一刻と変わる市場環境を見ながら，2つの「独自性」を持つことで勝ち続けようと考えるに至った．それは，「高度な医療サービスの提供」と「海外展開」である．そこで，本章では，当法人の現在の，2つの「独自性」に向けた挑戦を紹介したい．

[表1] 施設の種類別にみた施設数（各年10月1日現在）

	施設数		対前年		構成割合（%）	
	平成30年 （2018）	平成29年 （2017）	増減数	増減率 （%）	平成30年 （2018）	平成29年 （2017）
総　数	179,090	178,492	598	0.3	…	…
病　院	8,372	8,412	△ 40	△ 0.5	100.0	100.0
精神科病院	1,058	1,059	△ 1	△ 0.1	12.6	12.6
一般病院	7,314	7,353	△ 39	△ 0.5	87.4	87.4
（再掲）						
療養病床を 　　有する病院	3,736	3,781	△ 45	△ 1.2	44.6	44.9
一般診療所	102,105	101,471	634	0.6	100.0	100.0
有　床	6,934	7,202	△ 268	△ 3.7	6.8	7.1
（再掲）						
療養病床を 　　有する一般 　　診療所	847	902	△ 55	△ 6.1	0.8	0.9
無　床	95,171	94,269	902	1.0	93.2	92.9
歯科診療所	68,613	68,609	4	0.0	100.0	100.0
有　床	21	24	△ 3	△ 12.5	0.0	0.0
無　床	68,592	68,585	7	0.0	100.0	100.0

JCOPY 498-04886

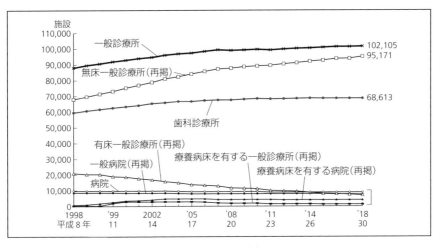

[図 1] 医療施設数の年次推移 (各年 10 月 1 日現在)

■ 1. 独自性 ① 高度な医療サービスの提供
〜耳鼻咽喉科サージセンターの開院〜

1) 挑戦を決めた市場背景

　独自性を考え始めた時に，私はふと，今までのクリニックというプライマリーケアではない，より高度な医療サービスを提供することを考えた．そのきっかけとなったのは，医療大国アメリカの現状だった．アメリカでは現在，日帰りや長くても 1 泊 2 日の「デイリーサージェリー」が主流になっている．日本も近い将来，同じように「デイリーサージェリー」が主流になるはずだ．そう考え，新たな挑戦として耳鼻咽喉科領域のサージセンターを開院することを思い立った．

　こうして構想が出来上がり，現在の市場環境をリサーチしてみると，耳鼻咽喉科領域の日帰り・短期入院手術に対する患者さんの大きなニーズがある一方で，既存の医療機関の供給が追い付いていないという，需給のアンバランスがあることが判明した．すなわち，慢性副鼻腔炎や声帯ポリープ等の耳鼻咽喉科領域の手術を希望する患者さんは，仕事や家庭の事情か

ら，短期間で，負担の少ない治療を希望するのが一般的だ．しかし，現状，これらの手術は大規模な基幹病院や大学病院でしか受けられない．そして，患者数がそもそも多いこれらの病院では，診察だけでも何時間も待たなければならず，さらに手術となると数カ月〜1年待ちが当たり前．しかも，ようやく手術をしてもらえることになっても，入院期間が1週間程度と長く，仕事や家庭に与える影響が大きい．そのため，多くの患者さんが，手術をすれば完治もしくは大幅な治療効果が見込めることは分かっていても，手術に二の足を踏んでしまっているという現状が分かったのだ．このような状況であれば，耳鼻咽喉科のスペシャリストによる日帰り・短期入院手術が民間クリニックで受けられ，さらに術後は自宅最寄りの耳鼻咽喉科クリニックで経過観察を受けることができれば，患者さんの治療負担も大幅に軽減し，より多くの患者さんが手術による治療を前向きに検討するようになるのではないか．そして，現在の需給のアンバランスを解消できるのではないか．このように，私はサージセンターの開院に大きな市場性を感じた．

　そして，収益性についても詳しく調べてみると，手術に対する診療報酬は高額に設定されているばかりか，度重なる改訂でも減額されずにむしろ増額されていることがわかった．耳鼻咽喉科領域でいえば，私たちクリニックが担っているプライマリーケア領域の診療報酬は減額傾向にある．そのため，当法人の患者さん単価も，平成26年に4,527円であった単価が，5年後の平成30年には4,510円と17円減少している．この減少幅は一見小さく見えるが，この間の最低賃金の上昇幅と比較すると決して小さくないことがわかる．東京都の場合，最低賃金は平成26年の888円と比べ，平成30年は985円と97円も上昇しているのだ．

　一方で，手術の診療報酬はというと，耳鼻咽喉科領域の「内視鏡下鼻・副鼻腔手術II型（副鼻腔単洞手術）」では，平成26年度に10,000点であった診療報酬点数が，平成30年度は12,000点と2,000点増加している．また，「鼻中隔矯正術」では，平成26年度の6,860点に対し，平成30年

度は 8,230 点とこちらも 1,370 点が増加している．なお，一般の耳鼻咽喉科クリニックで行われる「鼻腔粘膜焼灼術」では，平成 26 年度・30 年度ともに 900 点と変化していない．このように見ていくと，高度な医療サービスの診療報酬は今後も高い点数を維持，少なくとも大きな減額はなく，十分に収益性も確保できることが予想できた．

　かくして，サージセンターの大きな市場性を確信した私は，その実現に向けて，早速行動を起こしていった．

2) 開院までの険しい道のり

　このように，サージセンターの開院に向けて行動を始めてみたものの，すぐに大きな壁が目の前に立ちはだかった．とりわけ苦心させられたのが，新規病床配分の獲得，候補物件，院長の採用という 3 つの壁であった．

① 新規病床配分の獲得

　当法人のグループクリニックは，本院をはじめ西東京エリアの京王線沿線を中心に展開している．そこで，サージセンターの開業場所も，当法人のクリニック・ネットワークを活かしやすい，すなわちグループクリニックから患者さんを紹介しやすい，同じ西東京エリアを念頭に置き探した．そして，京王線の特急停車駅で，周辺人口も多く，グループ No. 1 の患者数を誇るクリニックもある府中市に狙いを定めた．しかし，調べてみると，府中では，基準病床数が既に超過しており，新規病床配分が受けられないという現実が判明した．もちろん，無床のサージセンターという選択肢もあった．実際に，都内には東大医局の先輩医師が開業している無床のサージセンターもあり，大繁盛している．私も何度か見学させてもらったが，そこは経験豊富な先輩医師だからこそ運営できる施設であった．そして，術後のリスクや実際の運営を自分以外の医師に任せることを考えて，やはり有床に拘るという決断をした．

　当時の府中エリアの病床数は，基準病床数のプラス 60 であり，大型病

院の廃業があれば基準病床数を下回る可能性があった．そこで，このような淡い期待を抱き，複数の不動産会社に依頼し当該エリアでの物件探しを開始したところ，西府中に候補物件が見つかった．そして，早速物件オーナーとも交渉を開始したところ，オーナーからも契約に前向きな態度を示してもらえた．あとは基準病床数の問題をクリアするだけとなった．基準病床数は，人口動態に合わせて毎年発表される．候補物件の目途も立ち，基準病床数の発表を心待ちにしていたところ，2018年5月に発表された府中エリアの病床数はなんと基準病床数のプラス200．病床数の空きが出るどころか，当初よりも大幅に超過した数字が出てきたことから，止む無く候補物件の契約交渉を断念せざるを得なかった．

　しかし，同時期に保健所の管轄が異なるエリアから思わぬ数字が出ていることが判明した．それが，昨年（令和元年）11月1日に開院した「東京みみ・はな・のどサージクリニック（以下，サージクリニックという）」のある，多摩市エリアである．この同時期に，多摩市エリアを管轄する保健所から出された病床数は，なんと基準病床数のマイナス800．5年に1度の病床数基準の見直しにより，基準病床数が増加し，800床の新規病床配分がなされることになったのである．

② 再度，候補物件の選定

　この想定していなかった朗報に，狂喜しつつも，非常に慌てた．なぜなら，これまで西府中の候補物件での開業を想定して話を進めてきており，多摩市エリアでは全く物件を探してこなかったからである．しかし，ようやく出てきた「念願のチャンス」をみすみす見過ごす訳にはいかない．これを逃したら次はいつチャンスが訪れるかわからないからだ．そこで，慌てて多摩市エリアの複数の大手・地元不動産会社に連絡を取り，候補物件の選定を依頼した．

　病床数が発表された翌年度（2019年度）に新規有床施設を開業するためには，本年度（2018年度）の9月までに病床配分申請を提出しなければならない．そして，9月に申請が締め切られ，11月に東京都福祉保健局

JCOPY 498-04886

の審議会で審議され，そこで異議が出なければ翌年 4 月に病床配分許可が出されるという流れだ．そのため，病床配分申請の締め切りまでは，基準病床数の発表時点で既に，わずか 4 カ月しか残されていなかった．

多摩市の不動産会社から早速，いくつかの候補物件の提案を受けたものの，敷地面積が合わなかったり，最寄り駅から遠い等の理由で，なかなか理想の物件が出てこなかった．そして，ようやく理想に近い物件が出てきても，物件オーナーにお会いし，賃料等の条件を積極的に提示しても，今度は「こんな短期間では決められない」という回答を受けてしまう．物件オーナーにとっても，銀行から新規で融資を受けて，建物を一から建設するという大きな決断が必要なのだから，当然と言えば当然の回答である．ようやく出てきた候補物件のオーナーに断られ，途方に暮れかけていた時，大手不動産会社から「可能性は低いが，オーナーに掛け合ってみることはできる」と紹介された物件があった．その物件は，現在有料パーキングとなっており，過去にその不動産会社が物件オーナーにビル開発を提案したところ一度断られた経緯があるというものだった．その物件こそ，今回サージクリニックを開院した物件であった．

申請期限が近づいていたため，即座に不動産会社を通じて，その物件オーナーに面会を申し入れた．そして，オーナーと面会し，サージクリニックの構想や，想定している諸条件を提示したところ，サージクリニックの意義を高く評価していただき，早速メインバンクに融資の相談をしてくれることになった．するとすぐに，メインバンクから融資の許可が得られたと連絡があった．こうして，サージクリニックの物件として，建物を建築してくれることを快諾していただけたのだ．この物件は，京王線の特急が停車する最寄り駅の聖蹟桜ケ丘駅から徒歩 6 分の好立地．幹線道路も近く，近くに有名な小児科医院もある，私たちにとってはまさに理想的な物件だった．

開業場所が決まってからは，9 月の病床配分申請に向けた準備で大忙し

だった．施工は，物件を紹介いただいた大手不動産会社グループの建設会社に依頼した．そして，設計会社も交えて何度も打合せを行い，ようやく締め切り前に病床配分申請を提出することができた．その後，11月に開催された東京都福祉保健局の審議会でも異議が出されなかった．突貫工事で申請書類を準備したため，申請後に何度か補足・訂正する事態は発生したものの，大きなトラブルもなく，2019年4月に無事に病床配分許可を取得することができた．

③ 名誉院長・院長の採用

こうして，ドタバタ劇はあったものの，何とか病床配分許可を取得し，サージクリニックの施工が始まった．そこで，次にサージクリニックを任せる院長の採用に取り掛かった．

名誉院長には，かねてより，東大病院時代に最初にご指導をいただいた恩師であり，耳鼻咽喉科医で知らない人はいない自治医科大学名誉教授の市村恵一先生に就任してもらいたいと考えていた．というのも，サージセンターの構想が出来たばかりの3年前，広島での学会に行く機上でバッタリお会いした際にサージセンターの構想を話しており，冗談半分で名誉院長への就任を打診していたからである．そして，その後も学会等でお会いする度に進捗をご心配いただいていたのだ．3年越しではあったが，市村先生に再度名誉院長就任の打診をさせていただいたところ，ご快諾いただくことができた．

一方，院長は，私のあらゆる人脈を辿って探したものの，そもそも急な話でもあり，なかなか適任者が見つからなかった．当時，私は，サージクリニックの開業に向けて，実際の手術や施設運営を学ばせてもらうため，前述した先輩医師のクリニックや地域の基幹病院に見学に行く日々を送っていた．そして，多摩地区の基幹病院を見学していた際に久しぶりに再会したのが，現院長だ．現院長とは，彼が7年前に大学病院から多摩地区の基幹病院に転籍した際，約1年間当法人のグループクリニックで外勤医師

として勤務してくれていたのがそもそもの縁だ．もちろん，私は，当時から是非当法人に来てもらいたいと考えていたが，医師として優秀な彼はその後，同基幹病院で常勤，更に医長となったことから，その機会が訪れないものと半ば諦めかけていた．そんな時に，偶然にも再会したのだ．そして，久しぶりに再会した彼にサージクリニックを開院すること，そして，院長を探していることを話したところ，当時彼も転籍を検討していたようで，なんと思いもかけず彼から移籍のオファーをもらったのだ．

前章の「医師の採用」の箇所で，優秀な医師の採用には辛抱強く，時間をかけて「仕込み」をすることが重要だと話した〔第４章「1．医師（常勤医・分院長）の採用・育成方法」参照〕．サージクリニックでの，名誉院長・院長の採用もしかりだ．この時，つくづく「仕込み」と，人とのご縁の重要さを実感した．

3）サージクリニックの開院

かくして，様々な紆余曲折がありながらも，2019 年 11 月 1 日に，念願だった「東京みみ・はな・のどサージクリニック」を開院することができた．ここで少し，サージクリニックを紹介したい．

サージクリニックの物件は，2 階構造の建物だ．そして，1 階を耳鼻咽喉科と内科・呼吸器内科の外来スペースとし，2 階は手術・入院スペースとして，手術室を 2 室，病床を 12 床（個室 2 室，2 床室 1 室，4 床室 2室）置いている（表2）．なお，内科・呼吸器内科の外来は「そよかぜ内科」として独立させ，サージクリニックの開院から 3 カ月後の 2020 年 2月 3 日に開院させた．

[表 2] サージクリニックの施設概要

1F: 検査施設（CT 室・レントゲン室），耳鼻咽喉科一般外来，内科・呼吸器内科（そよかぜ内科），薬局

2F: 手術室 2 室，病床 12 床（個室 2 室，2 床室 1 室，4 床室 2 室），コンサルテーション室，ナースステーション

また，診療科目は，手術専門外来と一般外来のほか，音声外来，補聴外来，オスラー病と漢方治療を行う特別外来を設置している．手術専門外来で扱っている，主な対象疾患は以下の通りだ（表3）.

[表3] 手術専門外来の主な対象疾患

耳科疾患（慢性中耳炎，滲出性中耳炎，真珠腫性中耳炎）

鼻・副鼻腔疾患（慢性副鼻腔炎，好酸球性副鼻腔炎，副鼻腔真菌症，副鼻腔嚢胞，鼻中隔弯曲症・肥厚性鼻炎，アレルギー性鼻炎）

喉頭疾患（声帯ポリープ，ポリープ様声帯，声帯萎縮，声帯結節，声帯嚢胞）

集患では，サージクリニックの開院前より，当法人のグループクリニックから手術適応患者の吸い上げを行っていたことから，開院当初から，目論見通り手術件数も順調に増加している．また，一般外来もインフルエンザや花粉症のシーズンが到来したことで追い風が吹き，最寄り駅から徒歩6分というハンディキャップがあるものの，こちらも順調に伸ばしている．今後は，グループクリニックに加えて，周辺地域の耳鼻咽喉科クリニックともより一層の「病診連携」を図るとともに，後述する「海外展開」というもう一つの独自性も活かして，アジアの富裕層を中心に医療インバウンドにも積極的に取り組んでいきたい．

■ 2. 独自性② 海外展開

1）海外展開への思い

人口減少と少子高齢化による医療費抑制を背景に，日本の医療市場が今後シュリンクしていくことは確実である，というのは本章の冒頭で述べた通りだ．一方で，グローバルに目を向けてみると，アジアを中心に経済が急速に発展している．そして，富裕層を中心に，日本の医療サービスに対するニーズは増多の一途を辿っている．また，第1章で紹介したように，私は大学時代にバックパッカーとして世界各国を旅したことから，いつか海外を相手にビジネスをしたいと常々思っていた．そこで，当法人は，

JCOPY 498-04886

2015 年に，海外，特に成長著しいアジアでの医療支援活動をスタートさせることにした.

　海外展開を検討し始めた時，まずはアジア主要国の市場調査を行った. この時は，インターネットで関連情報を調査したほか，各国にある JETRO（日本貿易振興機構）にも直接問い合わせた. このようにして，現地の在住日本人数や，平均所得，経済発展エリア情報のほか，外国人医師ライセンス制度や，外資による医療機関設立に関する規制も調べた.

　アジア展開にあたっては，当法人の強みを発揮しやすいよう，以下の展開戦略を念頭に置いた.

1) 当法人の日本人医師が診療すること（現地で，外国人医師ライセンスが取得できること）
2) 進出当初は現地在住の日本人患者さんを中心に診療し，その後第三国の外国人，現地人と拡大していくこと（現地在住日本人が多いこと）
3) 将来的に独自でクリニックを開設できる可能性がある地域を選択すること（外資参入の余地があること）

　さて，アジアで最も在住日本人が多い都市をご存知だろうか. 外務省が毎年発表している「海外在留邦人数調査統計　令和元年版（2018 年 10 月 1 日現在）」によると，アジア第一位はタイ・バンコクで 55,081 人であり，次いで中国・上海が 40,747 人，シンガポールが 36,624 人，香港が 25,705 人である（表 4）.

　在住日本人が最も多く，キックボクシング関連で元々タイも好きであったことからタイ・バンコクに惹かれたが，調査してみると，外国人医師ライセンスの取得要件が厳しく，外資によるクリニック開業のハードルが物凄く高いことがわかったため敢え無く断念. そこで，バンコクに次いで 2 番目に在住日本人が多い中国・上海と，さらにカンボジア・プノンペン，ベトナム・ホーチミンに視察旅行に行くことにした.

[表 4] アジアの在住日本人数ランキング表

順位	全体順位	平成 30 年		
		都市名	在留邦人数	前年比
1	2	バンコク	55,081	+4.2%
2	4	上海（中国）	40,747	−6.2%
3	5	シンガポール	36,624	+0.6%
4	9	香港（中国）	25,705	+2.8%
5	16	クアラルンプール	13,463	+7.4%
6	20	ソウル特別市	12,137	−4.1%
7	21	台北（台湾）	11,867	+18.3%
8	22	ホーチミン	11,581	+30.6%

　上海は，学生時代のバックパッカー時代に 1 度来訪していた．また，開業後，今から 10 年以上も前に，東大医局時代の先輩医師ともご一緒したこともあり，多少の馴染みがあった．しかし，2010 年の上海万博を経た上海は，昔とは全く別の現代都市に変わっていた．2 度目に来訪した 10 年以上前には 2 路線しかなかった地下鉄も，10 路線が開通していた．また，前回上海テレビタワーしかなかったバンドエリアは，高層ビルが立ち並んでいる．とはいえ，少し路地に入れば電線に洗濯物が掛かっているなど，10 年前と変わらない庶民の生活も残っており，懐しかった．

　さて，感傷に浸っている場合ではない．今回の目的は，市場調査だ．上海は在住日本人が多いだけあり，日本人向けのクリニックも 10 数軒存在する．そして，日本人医師が 10 名前後いるほか，日本に留学経験のある日本語が堪能な中国人医師も多く存在し，現地在住の日本人を診療していた．この時の視察では，事前にアポイントの取れた日系クリニック 3 医院を訪れた．

　中国は，1993 年の「外国医师来华短期行医暂行管理办法」という法律により，外国人医師に対して，申請により 1 年毎の短期医師ライセンスを認めている．首都・北京では，外国人医師に対して別途統一試験の受験を

求める等，外国人医師が医師ライセンスを取得することは難しかったが（※），上海など北京以外の都市では必要書類の提出と健康診断の受診のみで外国人にも医師ライセンスが発行される．また，出資比率や資本金額の規制はあるものの，外資による医療機関設立も可能であり，前述した海外展開戦略の3つすべてに合致することが視察を通してわかった．そして，今回視察した3医院の内の1つのクリニックから，定期診療のオファーをいただいた．

※視察旅行に行った2015年当時．なお，統一試験は2017年に廃止されたものの，その後も外国人医師が医師ライセンスを申請する際には，「2名以上の同科の副主任クラスの中国人医師の推薦」が必要とされている．

　また，今回の視察旅行では，カンボジア・プノンペンにも立ち寄った．海外展開について調査していた時に，インターネットをきっかけにコンタクトをした日本人医師が現地にクリニックを開業していたからだ．そして，実際に視察に行くと，上海に比べて日本人の患者さんは少ないものの，現地の医師ライセンス取得が容易で，コンタクトした日本人医師のように外資でもクリニックの設立が可能であることがわかった．そしてここでも，その日本人医師から，定期診療の依頼をいただけた．

　そこで，2015年12月から，上海は毎月1回，プノンペンは隔月で1回，定期的に出張診療やグループ医師の派遣を行うこととなった．かくして，当法人の海外展開が本格的に始動したのである．

2) 海外診療の実態

　海外展開が始動すると，私は上海に毎月1回，プノンペンには上海経由で隔月1回という頻度で，それぞれの現地提携クリニックにて出張診療を行った．上海は東京との距離も近く，フライト時間も3時間以内と短いため，毎回私自身が渡航したが，プノンペンは6時間以上と長く，しかも渡航する場合には上海経由となるためスケジュール的に厳しい場合もあった．そこで，私が仕事の都合で渡航できない場合には，海外研修やリフ

レッシュという目的も兼ねて，グループの分院長たちを派遣した．

　さて，実際に海外で診療をしてみると，いかに日本で仕事をすることが恵まれているか，ということが実感できた．これは，文化や習慣の問題であったり，言語の問題であったり，さらには器材や薬剤の問題であったりと様々だ．毎月1回とはいえ，日本での仕事の合間を縫って行かなければならなかったため，繁忙期には体力的にも大変ではあった．しかし，現地の医療に満足していない患者さんが，私たちの診療で病状が改善したり，安心して笑顔を見せてくれるようになる．本当にこちらまで元気になり，勇気づけられた．

　このように，現在に至るまで続けている海外出張診療であるが，4年も経つと，上海・プノンペンの現地の医療状況もよくわかってきた．ここで少し紹介したい．

　まずは，日本人患者さんの割合だが，同じ日系クリニックでも，上海とプノンペンでは異なっている．すなわち，上海は現地在住の日本人も多いことから，患者さんの8割が日本人であり，残りの2割が中国人だ．もちろん，上海には欧米人や韓国人などの第三国の外国人も多く住んでいるが，欧米系や韓国系のクリニックがあるため，彼らは日系クリニックにはほとんど来ない．一方，プノンペンでは，日本人が3割，カンボジア人が3割，それ以外の第三国の外国人が4割と来院する患者さんもバラエティーに富んでいる．

　このことは，クリニックが設定する診療報酬や患者さんの負担割合にも影響している．すなわち，上海では日本人の患者さんが多く，患者さんたちはその職場の負担により海外旅行保険に加入しているため，患者さんの医療費負担はゼロで，しかもキャッシュレスで受診可能だ．そのため，診療報酬も高く設定されており，診療単価は日本の約10倍である．当然，2割の中国人患者さんは全額が自費となるが，彼らは富裕層であり，しかも

JCOPY 498-04886

日本の医療サービスに高い信頼を有しているため問題ない．一方，プノンペンでは，カンボジア人の患者さんの割合が上海に比べて高い．そこで，診療報酬も彼ら（といっても富裕層であるが）に配慮した金額となり，診療単価は上海より安めの設定となっている．

　一方，各国の医療レベルや薬，医療機器は一長一短だ．上海の方がプノンペンに比べて現地の公立病院の医療レベルは高いが，薬や医療機器は日本と同じものは一部のみ充足しているという状況だ．そのため，現地メーカーのもので代替しなければならず，特に小児薬や漢方薬を処方する際には適当なものがなく，困ることが多い．一方，プノンペンは医療レベルこそ上海に比べれば低いものの，その分日本の薬や医療機器をハンドキャリーで持ち込むことが許されているため，診療は逆にやりやすいことも多い．

　最後に，現地に進出する際のハードルや市場環境であるが，上海もプノンペンも短期ではあるものの，外国人医師も医師ライセンスの取得が比較的容易だ．しかし，実際に進出する場合の市場環境は若干異なる．すなわち，上海は前述したように在住日本人数が多いことから，日系の競合クリニックも多く，また，後述するように外資による医療機関設立に対する規制も厳しい．一方，プノンペンは競合クリニックも非常に少なく，外資によるクリニック設立も可能だ．海外への進出をお考えの場合には，参考にされたい（表5）．

3）上海でのクリニック開業を目指して

　話を上海での出張診療に戻そう．上海での出張診療を続けていくと，徐々に現地の在住日本人にも認知され始めた．前述の通り，上海には10数名の日本人医師（帰化を含む）がいるものの，耳鼻咽喉科専門医は，商圏が異なる別のエリアに着任したばかりの女性医師が1名いただけであった．そのため，毎月1回の，しかも週末のみの出張診療であったにもかかわらず，毎日2〜30人の患者さんが来院してくれるようになった．このよ

[表 5] 日本・海外の医療比較表

	日本	中国	カンボジア
日本人患者の割合	◎ ほぼ 10 割	○ 日本 8 割, 中国 2 割	△ 日本 3 割, 現地 3 割, 他 4 割
診療単価	△ 4,000〜5,000 円	◎ 40,000〜50,000 円	○ 10,000〜30,000 円
患者負担割合 (医療保険)	△ 1〜3 割	◎ 外国人は 0 割, 現地人は 0〜全額	◎ 外国人は 0 割, 現地人は全額
医療レベル	◎ 非常に高い	○ 高い	△ 低い
日本の医療機器・ 医薬品	◎ 全て充足	△ 一部のみ充足	○ ハンドキャリー可能
日系競合クリニック	△ 競合非常に多い	○ 日系あるも, ENT は競合なし	◎ 競合非常に少ない
医師ライセンスの 取得	◎ 全員が取得	○ 短期免許を取得可能	○ 短期免許を取得可能
日本医療機関設立の 難易度	◎ 原則設立可能	×〜△ 外資は非常に困難	△〜○ 設立は可能

うに，開始からほどなくして上海での出張診療が軌道に乗ってきたのだ．

しかし，それも長くは続かなかった．上海での診療を開始して 1 年強が経過した時，提携先の日系クリニックから急遽「クビ」を通告されてしまったのだ．これまでの診療実績を見た院長が，耳鼻咽喉科は儲かると実感し，新たに日本人の耳鼻咽喉科も診れる医師を常勤で見つけたのである．突然のクビ宣告に，手ごたえを感じ始めていた上海での出張診療を続けるため，急遽新たな提携クリニックを探さなければならなかった．そこで，藁をもすがる思いで前述の同じ耳鼻咽喉科の女性医師に急遽連絡を取ったところ，丁度彼女は産休のため日本に帰国するという．そして有難いことに，彼女の勤務先を紹介してもらうことになった．彼女に連絡をしたその日の内に，そのクリニックの中国人院長との面談が叶った．そして，彼女の産休中の業務を引き継ぐ，という形で受け入れてもらえることになったの

だ. かくして, 当面は上海での出張診療を継続することができることとなった.

　このことがきっかけとなり, 今後も安定して継続的に上海で診療を行うため, 上海に自分のクリニックを開設したいという思いが一層強くなった. しかし, この時まで1年半以上診療を行ってきたとはいえ, 上海は「アウェイ」だ. 中国では, 経験不足の多くの日本人が騙され, やむなく撤退していったという話もよく聞いていた. そこで, クリニック開設に向けて中国人のマネージャーを雇いたいと思っていたところ, 以前からのボクシング仲間で, 現在は日本の大学で教授職についている中国人の親友から, 上海にいる彼の友人を紹介してもらった. その紹介された彼は当時, 上海にある日系の大手企業に勤務しており, 安定した生活を送っていたので, 現在の企業に勤めながら私たちのクリニック開設をサポートしてくれることになった.

　ただ, 彼は医療業界出身ではなく, 中国の医療業界では経験もネットワークもないという事であった. そこで彼に依頼し, 医療業界に強いコンサルタントを探してもらったところ, 上海の政府機関に太い人脈を有するというコンサルタントが見つかり, 独資によるクリニックの設立を依頼した. その後, 同コンサルタントのアドバイスに従い, 現地法人の設立やクリニックの開業物件を契約したものの, クリニックの開業許可申請は遅々として進まなかった. もちろん私も上海に行く度に彼に進捗を確認したのだが, その度に開業許可を得るための新たな必要条件が出される. そして, 翌月に何とかそれを整えると, また新たな条件が出されるという堂々巡りであった. そして, 政府機関とのコネクションがあるため今年中に開業できるという当初の話が二転三転したことから, 結局, 彼との契約を解消して仕切り直すことにした.

　後に判明したのだが, 中国ではもともと, 2000年7月に「中外合资, 合作医疗机构管理暂行办法」が施行され, 医療機関については外資の独資

による設立は認められず,「合弁」・「合作」形式のみが認められていた. その後2010年以降, 上海市自由貿易区等の一部地域で外資独資による医療機関の設立を認める法律が出されたものの, 2015年の「外商投資産業指導目録」で再度, 医療機関に対する外資の参入が「合弁」・「合作」形式のみに制限されていた. 政府とのコネクションがあっても, 法律で制限されている以上, 独資でのクリニック設立はそもそも不可能であったのだ. かくして, 上海でのクリニック設立は, スタートから苦い経験をするはめになった.

その後は別ルートで, クリニック設立の可能性を探った. 中国では経済成長に伴い, 富裕層を中心に高度な医療に対するニーズが急拡大している. そして, 日本とは異なり, 中国では医師でなくても医療機関の資本や経営に参与することができることから, 医療市場はホットな投資先となっていた. このような中国の事情もあり, 多くの医療投資会社から共同出資によるクリニック設立の話が舞い込んできた.

知人の紹介で知り合った某医療投資会社は, 上海市の中心, 日本でもお馴染みのバンドエリアに近い一等地の場所にある国有企業が所有する建物に, 富裕層向けのプライベートクリニックの開設を予定していた. また, その医療投資会社の代表者は, 中国の医療業界に精通し, 医療関連の公益法人の役職を務めるほか, 政府や医師との幅広いネットワークを有しており, 以前のコンサルタントとは違い信頼できる人物だと感じた. 当時は, 中国政府も医療サービスの効率化を目指し, 小規模な民間クリニック (中国語で「診所」) に設置できる診療科目を, 従来の1科から4科に拡大するという大幅な緩和政策を発表した時期でもあった. そこで, この緩和政策を受けて, 向こうが小児科と漢方を, こちらが耳鼻咽喉科と内科をそれぞれ開設しようという計画を立て, 先方の知り合いの設計会社に依頼し候補物件の平面図も出来上がった. 今度こそ自分たちのクリニックを上海に開設できると意気込んでいたが, その矢先に, 元々の候補物件が, そのオーナーである国営企業の経営方針の転換により急遽ボツになってしまっ

JCOPY 498-04886

た．すると，計画は一気に後退．その後も代わりの候補物件をいくつも内見するなど計画の立て直しを目論んだものの，規制緩和政策を具体化する上海市の条例がなかなか出ない．そして，その内に短期的な収益化を目論む医療投資会社の意欲も減退してしまい，結局は実現するに至らなかった．

　また，ある日本人の医師からは，共同で日本人向けクリニックを開設しようとお誘いをいただいた．中国にルーツのあるその医師は，バックに中国の不動産上場会社を立て，その不動産会社が出資者となりクリニックを開設する計画を立てていた．そして，不動産会社のネットワークにより，上海で日本人や外国人が多く住むエリアのランドマークビルも格安で借りられるという．これまで上海で苦い経験をしてきた私は，設立許可を得るのに高いハードルが存在することを痛感していた．そこで，その心配を率直に伝えたところ，彼らは近く定年退職予定の著名な公立病院の副院長を新たなクリニックの院長に招聘し，その院長の人脈を使って既に政府から設立申請の許可を取得しているという．しかし，その後にその医師からの連絡がしばらく途絶えてしまった．数カ月後，今度はこちらから連絡し，現状を問い合わせてみると，クリニックの設立が立ち消えになってしまったという．私が抱いた「心配」が現実になった．聞けば，政府から取得した許可は，設立ではなく，設立「申請」の許可であり，申請は受け付けてくれたものの，結局は本年度中の設立許可は見送られてしまったという．そして，投資元の不動産会社も業を煮やして撤退してしまった．結局，この話も幻に消えてしまった．

　このように，これまで多くの話が持ち込まれては立ち消えるという姿を目の当たりにしてきた．そして，このような「現地トレーニング」を重ねていったところ，日本の医療法人として，中国に進出する方法には大きく分けて3つの方法があるという結論に達した．そして，これら3つの方法は，その難易度と利益貢献に相関関係があるという事もわかった（図2）．

　まず難易度が最も低く，法人への利益貢献も低い方法が，「グループ医師

の現地医療機関への派遣」である．これは，私自身が出張診療という形で実践してきた「第一段階」の方法である．この方法の場合，現地の提携クリニックとは，診療報酬のそれぞれの取り分を何パーセントと事前に決めることになる．そして，医師以外の診療に必要なリソース（診療場所や看護師，医療機器・薬，さらには患者さん）は先方が提供することから，こちらにとっての難易度は低いものの，当然こちらの取り分よりも先方の方が大きくなるため，利益貢献度も低くなる．

　そして，2つ目は，現地で既にある医療機関と提携し，その「箱」の中で間借りをさせてもらい開業（すなわち，院内開業）するという方法だ．この場合には，当然既存クリニックと競合しないことが前提である．そこで，この方法では，例えば日本人や外国人患者さんのみを対象にした「日本部門」，あるいは「国際部門」という形になることが多い．この方法によると，提携先のクリニックは既に医療機関としてのライセンスを持っていることから，新規に開業することに比べれば難易度が高くない．また，この場合，提携先は場所とライセンスを提供するだけで，医師や看護師などの人件費，医療機器の購入費用や集患のための広告宣伝費などはこちらが負担することになる．そのため，こちらにとってもリスクが増える分だけ，軌道に乗れば1つ目の医師の派遣に比べて利益貢献度が高くなるのだ．

　最後に3つ目の方法としては，中国人医師や医療投資会社などの現地パートナーとの提携により，新たに「内資」のクリニックを開業するというものだ．この場合，こちらがどれほどの投資をしなければならないかは，現地パートナーとの契約内容による．例えば，日本でブランド力があり，そのブランド力により大きな収益が見込まれるのであれば，ハード面は現地パートナーが負担し，こちら側はソフト面だけの提供となるため，一般的に投資額は少なくて済む．反対に，そのようなソフト面での優位性がない場合には，相手としてはこちらのクリニックの開業に協力してくれるという意味合いが強くなるため，ハード面の投資はこちら側が主体となり投資額も大きくなってくる．いずれにしても，新規開業であるため難易度は

JCOPY 498-04886

当然高くなるが，利益貢献度も同様に高くなるというわけだ．ちなみに，法律上は，外資でも「合弁」・「合作」形態であれば医療機関の設立が可能であるのは前述した通りだ．しかし，この場合には前出した「中外合資，合作医療機構管理暫行弁法」という法律で，2,000万元（2020年8月時点のレートで約3億円）という高額な資本金が要求されている．また，「内資」のクリニックであれば管轄は開業場所の地元の政府（上海の場合は，例えば長寧区などの区）であるが，これが「外資（合弁）」となるとその上の行政区（上海の場合は，上海市）となり，認可のハードルが一気に上がる．そのため，過去には「合弁」形態での外資クリニックも許可を得られたが，現在では日中交流事業の一環として，日本政府の後ろ盾がある場合のようなケース以外には許可を得ることが難しく，多くの医療法人にとっては現実的な方法ではないようだ．

　さて，このような現実的な中国進出方法がわかってくると，次第に実現可能性の高い「希望の光」が見えてきた．しかも，こういう時に限って，

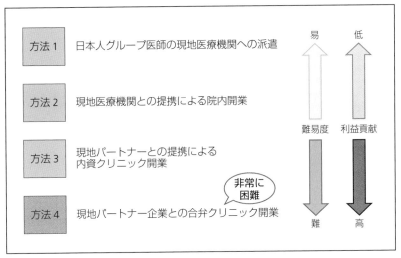

[図2] 医療法人としての中国進出方法

そのような希望の光が一つだけではなく，同時に複数現れるものだ．すなわち，前述した2つ目の現地医療機関との提携による「院内開業」と，3つ目の現地パートナーとの「内資クリニック開業」という2つの方法について一気に実現可能性が見えてきたのだ．そして，それぞれの方法において，最適と思われる現地の医療機関・パートナーが現れた．しかも，難易度・利益貢献度ともに最も高い3つ目の方法については，2019年12月に上海市政府が，内資のクリニックの設立を，従来の「許可制」から「届出制（届け出をするだけで，原則開業が認められる制度）」に変更するという大幅な規制緩和政策も出され，一気に上海クリニックの開業に道が開けた．

2020年1月下旬に出張診療で上海を訪れた際には，これら2つのパートナーそれぞれと面会し，年内の実現を目指すことを確認し合い，意気揚々と日本に帰国した．ところが，日本に帰国した直後に，中国全土で「新型コロナウイルス」の感染が拡大した．そして，「新型コロナウイルス」は中国だけでなく，日本や韓国，さらには世界中で感染者を広げ，世界の経済に大打撃を与えた．この影響で，中国の経済活動は大きく停滞．当初開業を予定していた2020年4月の時点でも完全には回復せず，私たちの上海クリニックの開業も頓挫してしまった．

本書では，これまで何度も開業や分院展開では，失敗や不測の事態が必ず起きると書いてきた．そして，失敗や，不測の事態が起きた時には，それらを謙虚に受け入れ，そして，そこから何を学び，どう乗り越えるかが重要だと強調してきた〔第3章「7．分院展開の成功メソッド（5つの格言）」参照〕．今回，つくづくこれを痛感した．「新型コロナウイルス」の影響は未だ収束していないが，これをどう乗り越えて，次にどう活かしていくか．経営者としての力量が，開業から18年が経過した今なお問われている．

JCOPY 498-04886

エピローグ
～日々孤軍奮闘する開業医の先生方へ～

開業医の「ブラックな」現実

　世間一般では，開業医は「お金持ち」で，「社会的にも安定している」と思われている．私自身，開業する際に資金集めに大変苦労していた時に，先に開業をしていた先輩医師が，当時の私にとっては大金だった 1,000 万円をポンと貸してくれたことに，単純に「開業医ってスゴい」と憧れた．これは，第 1 章で書いた通りだ．

　それでは，自分が実際に開業医になってみてどうだったか．開院後に患者数が伸びなかった際，日に 200～300 人が来院するという開業医の先輩たちの話を羨ましく思い，悩んだこともあった．それでも気持ちを切り替えて，日々目の前の患者さんをしっかり診ることができたのは，やはり「自分も先輩医師のように成功したい」という開業医への憧れがあったからだ．しかし同時に，開業前に抱いていたイメージとは真逆の現実も待っていた．

　開業当初は，患者数もなかなか増えず，経費だけが出ていくという不安だらけの日々．ようやく軌道に乗り，患者数が増えてきてからは，今度は毎日目の前の患者さんをルーティンでさばかなければならなくなった．また，長時間の診療を終えた後には，スタッフの給与計算や銀行振込み等の雑務を処理しなければならず，家族との時間やプライベートな時間も取れない．時にはクレーマーも出現し，その対応で精神を削られていく．そして次第に，閉塞感や孤独感が募り，日々の診療もマンネリ化していってしまったのだ．

　これらを毎日続けていると，疲労も蓄積し，心がどんどん硬直していった．リスクを取って開業し，せっかく軌道に乗せたのに，今後もこのよう

な生活が続くと考えると生きるモチベーションが見出せない．私が当時感じていたこのような思いを，多くの開業医の先生方もお持ちなのではないだろうか．

世間ではあまり知られていないが，過労死，突然死する開業医が多くいる．これは，日々の診療や雑務に忙殺され，閉塞感や孤独感から生きる希望を失ってしまうからだ．これまで何度も書いてきたように，開業医には，実に「ブラックな」現実があるのだ．

一度きりの人生．開業医もエンジョイしよう

開業医が，このような「ブラックな」現実に打ち克ち，生きるモチベーションを取り戻すにはどうすればよいか．私は，開業医も，良い意味で「手を抜く，楽をする」ことが必要だと思う．

私の場合，まず行ったのが，第1章で書いた「2診体制」の導入だった．外勤に来てもらったのは，医歴の浅い見習いの頃に同じ釜の飯を食べた，医局の同期や後輩で，気心が知れていて，評判のいい医師たちだった．そして，彼らとの2診体制により，診療業務を分担するとともに，多くの患者さんに私が診るのと同等の医療サービスを，しかも待ち時間を短くして提供していったのだ．また，医療以外の雑務については，第4章で述べた通り，事務長や管理部門スタッフを雇い入れることで負担を軽減していった．

日本では，「手を抜く，楽をする」ことを悪い方向に捉える風潮がある．いわゆる，日本人の「美徳」というものだ．しかし，患者さんにメリットがあるか，少なくともデメリットがない場面において，「手を抜く，楽をする」ことは悪い事でもなんでもない．むしろ，開業医にとっては，日々の診療に対するモチベーションを維持できる等の良い効果をもたらす．そのため私は，開業医も許される範囲で，積極的に手を抜き，楽をするべきだと思う．

JCOPY 498-04886

　そして，更に重要なのが，開業医も「生きがいを感じられるもの」を持つことだ．

　私の場合，第1章・第3章で述べた通り，本院が軌道に乗ってから日々感じていた「閉塞感や孤独感」，「マンネリ」に対するフラストレーションを，分院展開という新たな挑戦をすることで解消していった．開業医の時に感じていた閉塞感や孤独感を，医療法人の理事長という「経営者」として分院展開を行い，分院長たちをはじめ多くの優秀な仲間と切磋琢磨することにより解消していったのだ．そして，分院展開の過程で日々発生する失敗や不測の事態により，「マンネリ」を感じることもなくなった．

　さらに私の場合，幸運にも医療法人の理事長としての仕事が，自分の「生きがい」に繋がった．しかし，この「生きがい」は仕事以外のことでもよいとも思う．もっと言えば，それぞれの開業医ごとに違ってよいはずだ．

　私の周りの開業医や理事長仲間も，それぞれの「生きがい」は十人十色だ．開業する傍ら，アフリカなどの医療後進国で医療支援活動をライフワークにしている開業医もいれば，趣味の登山が高じて名山の多い地方で開業をしている開業医，更には診療はそこそこに，プライベートな時間を増やして子供の教育に情熱を注いでいる開業医など例を挙げればきりがない．そして，このような「生きがい」を持っている開業医たちは皆，それぞれの人生を充実させ，仕事においてもモチベーション高く日々の診療に取り組んでいるのだ．

　開業医といえども一人の人間だ．人間である以上，良い意味で「手を抜く，楽をする」ことで時間を捻出し，「生きがい」を感じられるものに打ち込み，満足感ある人生を送らなければ意味がない．そして，開業医が自分の人生を充実させれば，それが患者さんに対しても良い医療サービスを提供することに繋がっていく．

さらに，私が開業医の先輩医師に抱いた憧れのように，私たち開業医は，今後開業医を目指す若手医師に対して希望を与える存在にならなければならない．そして，彼らに希望を与えるためには，開業医の先生方が，クリニックの経営を軌道に乗せて儲かりながら，人生もエンジョイしなければならないのだ．

　本書では，クリニックの経営を軌道に乗せたり，分院展開を成功させるための数々のメソッドを紹介した．これらのメソッドは，私がこれまでの18年間で様々な成功や失敗を経て学んできたものである．そこで，開業や分院展開を行っている先生方には，本書で紹介したメソッドを是非参考にしていただき，「最短で」成果を上げていただきたいと希望している．

　しかし，人生を豊かにする「生きがい」はご自身で見つけていただかなければならない．そして，その「生きがい」を実践する時間を捻出するためには，前述した通り，良い意味で「手を抜く，楽をする」ことが重要だ．

　私と同じように孤軍奮闘している開業医の先生方が，それぞれの人生をエンジョイされることを期待して，最後のメッセージに代えさせていただく．

　最後までお読みくださり，ありがとうございました．

2020 年 8 月吉日

医療法人社団翔和仁誠会 理事長

髙松俊輔

JCOPY 498-04886

特別寄稿
～ウイズコロナ・アフターコロナにおけるクリニック・分院経営～

新型コロナウイルス感染拡大という未曽有の事態が発生

　本書の執筆がほぼ完成した 2020 年 2 月に，日本でも新型コロナウイルスの感染が拡大し，その後 4 月 7 日に史上初となる緊急事態宣言が発令された．私が本院を開院した 2002 年以降，これまで SARS（重症急性呼吸器症候群）や新型インフルエンザの流行，リーマンショックや東日本大震災によるスタグフレーション（経済不況）が起きたものの，我々医療業界の経営には取り立てて大きな影響がなかっただけに，今回の新型コロナウイルス感染拡大は私も初めて直面する経営危機となった．

　新型コロナウイルスの感染拡大により，全国の多くの医療機関が減収した．その中で最も影響の大きかった診療科目は耳鼻咽喉科と小児科であったことは多くの報道の通りであるが，これらの診療科目をメインとする当法人も，保険診療点数で 3 月には前年同月比 3 割減，4 月は同 6 割減と御多分に洩れず大きな減収となった．読者の先生方も程度の差はあっても，当法人と同じように新型コロナウイルスの影響を受けられたと想像している．また，感染症予防のために医療機関の「受診控え」が新たなトレンドとなった．このトレンドは当面の間継続することが予想されることから，今後のウイズコロナ・アフターコロナにおけるクリニック・分院経営については読者の先生方も大きな関心をお持ちのことであろう．そこで，特別寄稿として，当法人が感染拡大下で行った危機管理策と，ウイズコロナ・アフターコロナにおける当法人の経営戦略について最後に紹介したい．

感染拡大下で行った当法人の危機管理策

　保険診療点数（すなわち，我々医療機関の主売上）の大幅な減収という未曽有の事態に直面した当法人では，感染拡大がいつ収束するかわからな

い状況でもあったことから，経営の継続性とそれによる従業員の雇用確保を実現するため，感染が拡大しつつあった3月より早々に危機管理策の実施を開始した．

　まず取り組んだのが，経営基盤の確保であった．今後数カ月にわたる大幅な減収に耐えるため，支出（経費）の削減に着手したのだ．その最たるものが，「ダウンサイジング」である．すなわち，本書第3章では当法人が実践する分院展開の成功メソッドの一つとして，「2診体制」による利益の拡大を紹介したが，危機管理策としてまずは従来の2診体制を1診体制にした〔第3章　7．分院展開の成功メソッド（5つの格言）参照〕．そして，各分院長のみの1診体制への移行に伴い，これまで協力いただいてきた外勤医師や一部のスタッフに対して断腸の思いで休業を要請し，最小限の人数で日々の診療を回す体制にした．また，集患のための販促費や海外展開などの新規事業も一時凍結し，新たな支出（経費）を削減した．

　一方で，資金・収入を増やす施策にも同時に取り組んだ．まずは，政府の企業支援策を活用した資金調達である．当法人も商工中金の「新型コロナウイルス感染症特別貸付」や独立行政法人福祉医療機構の「医療貸付事業」などを活用し，当面の事業資金を調達した．また，感染拡大による保険制度の改訂や新たなトレンドを活用し，時機に応じた売上拡大施策も同時に実行した．具体的には，オンライン・電話診療と抗体検査の実施である．

　オンライン・電話診療については，新型コロナウイルスの感染拡大を受けて，4月10日付けの厚労省通知により初診を含めた保険診療の適用が時限的・特例的に認められた．これを受けて，当法人の分院で2015年より既にオンライン診療システムを導入していたおしあげ耳鼻咽喉科を筆頭に，各分院でも順次オンライン・電話による初診・再診の受入れを開始した．4〜5月は緊急事態宣言の真っ只中で，感染症予防のため医療機関への受診控えの意識が最も高まっていた時期であった．また，この時期は花粉

症という我々耳鼻咽喉科クリニックの繁忙期でもあったことから，各分院には初診・再診の患者さんからオンライン・電話診療の依頼を数多くいただいた．そして，他院に通院していた患者さんからも，他院が対応していないことから当法人のオンライン・電話診療を受診いただくという例もあった．緊急事態宣言が解除された後も，そのような患者さんからの再診依頼が継続しており，これまで接点のなかった新しい患者さんを集患する一助になっている．

　次に実施したのは，新型コロナウイルスの抗体検査である．緊急事態宣言が終結し，経済活動が徐々に再開されるにつれて，個人や法人から過去の感染歴の有無を確認したいと抗体検査に関する希望が多数寄せられるようになった．そこで，当法人でもこのような患者さんからの要望に応える形で，6月初旬より抗体検査の提供を開始した．当法人では，個人の患者さん向けに各分院で行う検査のほか，法人や大学などの団体に対する出張検査も行った．これも，通常の診療業務とは異なる，時機に応じた売上拡大施策となった．

今後のウイズコロナ・アフターコロナにおける経営戦略

　このように，新型コロナウイルスの感染拡大とその後の緊急事態宣言により未曾有の経営危機に直面することになったが，前述の危機管理策や新しい売上拡大施策を実施することにより，当法人もこの経営危機を何とか乗り越えることができた．そして，緊急事態宣言解除後は，来院患者数も徐々に戻ってくるようになった．

　また，私自身もこのような経営危機に直面したことで，今後のクリニック・医療法人の経営戦略を改めて検討し直すことができた．まず再認識したのは，「筋肉質な運営体制」にシフトしていく必要性だ．耳鼻咽喉科は処置の科目であり，また花粉症シーズン等の繁忙期には日々200名前後の患者さんが来院することから，これまでは外勤医師や看護師・スタッフを多数配置しなければさばけない状況であり，自然と運営体制にも緩みが出て

きてしまっていた．ところが，新型コロナウイルスの感染拡大により状況が一変した．多くの軽症の患者さんが受診を控えるようになり，オンライン診療やセルフメディケーションに移行したのだ．この軽症者の受診控えのトレンドは今後もしばらく継続することが予想される．そこで，クリニック・医療法人の経営でもこのトレンドを前提に，少数精鋭の医師・スタッフによる筋肉質な運営を行っていかなければ生き残れないと考えるようになった．

また，同じような発想から，今後のクリニック・医療法人の経営には「ボリューム（売上）」よりも，利益率をより重視しなければいけないことも実感した．我々クリニックの経営者も，これまでのように来院患者数や売上の拡大を追い求めるだけではなく，今回のような危機に再度直面しても組織として耐えられるだけの「軍資金」を蓄えておかなければ今後も長期的に勝ち続けることはできないのだ．

そして最後に，来院してくれる患者さんを「お得意様」にしていく努力が今まで以上に必要になってくると痛感した．緊急事態宣言下では，当法人の耳鼻咽喉科や小児科のように急性疾患を主とするクリニックは来院患者数が大幅に減少した一方で，内科等の慢性疾患を主としているクリニックは来院患者数の落ち込みも小幅であった．このことからも，今後のクリニック・医療法人経営では，日頃から頻繁に来院してくれるお得意様の患者さんをいかに増やしていくかが重要だ．当法人でも，今回の感染拡大を機に再来院いただく必要のある患者さんに対して，医師より「次回受診日の目安」を記載したカードを手渡すようにした．選挙ではないが，クリニック経営も結局は浮動票を集めることよりも，日々の診療により如何に「固い支持基盤」を作ることができるかが勝敗を決するポイントになるのだ．

今回未曾有の危機に直面したことにより，従来日々の忙しい診療に追われて見失いかけていた大事なポイントを私のように再確認された先生方も多いと思う．新型コロナウイルスの感染拡大という「ピンチ」を如何に

「チャンス」と捉えることができるか.私も,読者の先生方とともに「チャンス」に変えて行けるよう今後も試行錯誤していきたい.

流行る！　翔和仁誠会流クリニック開業術　　ⓒ

| 発　　行 | 2020 年 9 月 20 日　　　 1 版 1 刷 |

著　者　髙　松　俊　輔

発行者　株式会社　中外医学社

　　　　代表取締役　青　木　　　滋

　　　　〒 162-0805　東京都新宿区矢来町 62
　　　　電　話　　03-3268-2701(代)
　　　　振替口座　　00190-1-98814 番

印刷・製本/三報社印刷（株）　　　　　〈HI・YI〉
ISBN 978-4-498-04886-7　　　　Printed in Japan

JCOPY ＜(社)出版者著作権管理機構　委託出版物＞